Moderne Bäder

erläutert am

Stuttgarter Schwimmbad

von

Leo Vetter

Mit fünf Plänen, einer Abbildung und zwei Tabellen

Medizinischer Teil von Dr. H. Fetzer

Erstes Tausend

Stuttgart
G. J. Göschen'sche Verlagshandlung
1894

Druck von Carl Rembold in Heilbronn.

Inhalts-Angabe.

Zur Geschichte der Bäder in alter und neuer Zeit.

Das Badewesen in seiner geschichtlichen Entwicklung von den ältesten Zeiten bis auf die Gegenwart zu schildern und den Versuch zu machen, dessen Bedeutung für das Kulturleben der Völker ins Licht zu stellen, erscheint dem Verfasser als eine so anziehende und lohnende Aufgabe, daß er es sich nicht versagen konnte, diesem Abschnitt vielleicht mehr Raum zu gönnen, als bei der Beschränkung, welche der Rahmen dieses Buches bedingt, eigentlich gestattet wäre. Unser Zweck.

Der Verfasser war aber der Meinung, es würde seinen Auseinandersetzungen über moderne Bäder ohne diesen Rückblick auf die Vergangenheit eine unentbehrliche Grundlage fehlen. Wir gewinnen die richtige Schätzung unserer Bestrebungen wesentlich durch Gegenüberstellung zu dem, was vor unserer Zeit geleistet und erreicht worden ist.

Der Leser wird sich überzeugen, daß alles, was unsere Neuzeit anstrebt, schon einmal, wenn auch in anderer Weise, auftrat, und daß unsere Aufgabe zum großen Teil nur darin besteht, das einst besessene Gute zurückzugewinnen. Vergleichung mit dem Altertum.

Wenn es sich dann zeigen sollte, daß unsere neuesten Badeanlagen ihre Vorzüge besitzen, Vorzüge, welche sich so recht aus den Bedürfnissen unseres Klimas und unserer sonstigen besonderen Verhältnisse heraus entwickelt haben, so werden wir uns mit Befriedigung sagen dürfen, daß unsere Bestrebungen berechtigt seien und dazu beitragen werden, sei's auch nur um ein kleines Stück, die hier gestellte Kulturaufgabe, welche wir als Erbteil angetreten haben, weiter zu fördern.

Das Bad und die vorklassischen Völker.

Schon in der grauen Vorzeit, schon bei den Indiern, Aegyptern, Persern, Assyriern und Hebräern finden wir das Bad als ein Mittel zur Pflege der Gesundheit, zur Kräftigung des Körpers in eifriger Uebung.

Weise Gesetzgeber und Priesterärzte erhoben schon frühzeitig regelmäßige Waschungen des Körpers zu einer religiösen Pflicht, und die Reinhaltung des Leibes galt als Symbol für die Reinigung der Seele. Welch hohen Wert Moses, der große Gesetzgeber und weise Hygieniker, auf Waschungen und Bäder legte, lesen wir an vielen Stellen des alten Testaments; dieselben waren Religionspflicht und gesetzlich vorgeschrieben.

Die klassischen Völker.

Vornehmlich sind es aber die Griechen und Römer, an die wir uns, wie mit unserer gesamten Kultur, so auch in Bezug auf das Badewesen, am unmittelbarsten anlehnen.

Bei den alten Hellenen der prähistorischen Zeit muß das Bad in hohem Ansehen gestanden sein.

Das Bad und Homer.

So finden wir bei Homer außer dem Fluß- und Seebad auch das warme Bad erwähnt. Den reisemüden Fremdling, außer mit Speise und Trank durch ein stärkendes Bad zu erquicken, gilt als Pflicht der Gastfreundschaft.

Wie schön und lieblich schildert Homer im sechsten Gesange der Odyssee das Bad, das die holde Fürstentochter Nausikaa mit ihren Jungfrauen am Ufer das Meeres nimmt, nachdem sie die „köstliche Kleidung" nach damaliger Sitte eigenhändig gewaschen und an der Sonne zum Trocknen ausgelegt hat.

Od. VIII, 249 erscheint bei der Schilderung der Phaiaken der häufige Gebrauch warmer Bäder als ein Element höherer Kultur. Und so erfrischen sich auch die Helden Odysseus und Diomedes, von dem Abenteuer mit Dolon und Rhesos zurückgekehrt, zuerst im Meerbad, um dann im warmen Bade die müden Glieder weiter zu stärken.

Aber nachdem die Woge den vielen Schweiß der Arbeit
Ganz den Gliedern entspült und gelabt ihr mutiges Herz war,
Stiegen sie ein zum Bad in schön geglättete Wannen.
Beide vom Bad erfrischt und gesalbt mit geschmeidigem Oele,
Saßen zum Frühmahl jetzt; und aus vollem Kruge sich schöpfend,
Goßen sie aus vor Athene des herzerfreuenden Weines.

Ilias X 572—79.

Bei dem hohen Interesse des griechischen Volkes für Gymnastik pflegte dasselbe die Uebungsplätze, die späteren sogenannten Gymnasien, ursprünglich vorzugsweise in der Nähe eines Flusses, eines Teiches, des Meeres oder doch wenigstens einer Quelle anzulegen. Denn es war ein unabweisbares Bedürfnis, nach Wettlauf und Ringkampf den mit Schweiß und Staub bedeckten Leib im Bade zu reinigen. Wo es an solch natürlicher Bade-Gelegenheit fehlte, sah man sich in der Folge veranlaßt, zur Errichtung künstlicher Wasser-Bassins zu schreiten, welche in Verbindung mit den Gymnasien das obengenannte Bedürfnis zu befriedigen bestimmt waren.

Baden und Schwimmen.

Das Baden, namentlich das **Schwimmen**, galt für so unerläßlich, daß man sprichwörtlich unter einem Menschen, der weder schwimmen, noch schreiben könne, einen ganz ungebildeten, von der Kultur gänzlich unbeleckten Menschen ohne Erziehung verstand.

Das Baden und die Spartaner.

Während so kalte Bäder gewiß das ursprüngliche waren und blieben und zunächst für die Bedürfnisse des täglichen Lebens genügten, finden wir doch auch schon frühzeitig und zwar gerade bei den Spartanern, welche es vor allen anderen griechischen Stämmen auf körperliche Abhärtung abgesehen hatten, nicht nur warme Bäder im Gebrauch, sondern es scheint sogar, daß das Schwitzbad eben dort heimisch war. Wenigstens führt bei den späteren Römern, wie noch heute, der heißeste Platz im Schwitzbad den Namen Laconicum, und es ist gewiß charakteristisch für die damaligen Anschauungen, daß nicht nur die heißen Quellen von Alters her, sondern auch das heiße Wasserbad dem Herakles geweiht war.

Das Warmbad in Griechenland.

Im allgemeinen galt zu den Zeiten des freien Griechenlands ein warmes Bad als lediglich zur Erholung nach körperlichen Strapatzen bestimmt, der häufigere Gebrauch desselben dagegen wurde als verweichlichend angesehen und war zum Teil geradezu gesetzlich verboten.

In den „Wolken“ des Aristophanes fragt der Vertreter des Unrechtes den des Rechtes und der alten Sitte, aus welchem Grunde er die warmen Bäder verbiete, und als er die Antwort erhält, weil sie verderblich und verweichlichend seien, spricht er:

> Nun sahst du kalte Bäder je, die herakleisch heißen?
> Und doch, wo war ein stärkrer Held?

Oeffentliche Badeanstalten.

Mit dem Ausgang des 5. Jahrhunderts v. Chr. scheint die Errichtung von selbstständigen, von den Gymnasien getrennten **öffentlichen Badeanstalten** in Aufnahme gekommen zu sein. Xenophon spricht bereits von öffentlichen, auf Staatskosten errichteten Bädern. Der Widerspruch, den Aristophanes gegen deren Benützung erhebt, dient als Bestätigung der damals schon allgemein gewordenen Sitte.

Die Einrichtung des griechischen Bades.

Von der **Einrichtung der griechischen Bäder** haben wir zu lückenhafte und unsichere Nachrichten als daß wir uns hier näher mit denselben zu beschäftigen hätten. Da aber diese Einrichtungen, wie so vieles andere von den Römern nachgeahmt und weiter entwickelt wurden, so können wir aus den Ueberlieferungen über die römischen Badeeinrichtungen, die uns in ungleich reicherem Maße zu Gebot stehen, leicht einen Rückschluß machen.

Das Bad bei den Römern.

Auch bei den **Römern** kannte man ursprünglich nur das **einfache Wasserbad** mit Einsalbungen. Die Einführung der **warmen Bäder** als einer Sache regelmäßiger Gewöhnung fällt unter Scipio Africanus, also in eine Zeit, welche in der gesamten Kulturgeschichte einen Wendepunkt bildet.

Beaufsichtigung der öffentlichen Badeanstalten.

Lange Zeit standen die öffentlichen Badeanstalten, deren es schon zu Catons Zeiten gab, sogar hinsichtlich der Temperatur des Wassers unter der Aufsicht der Aedilen. Als die Nachahmung der griechischen Einrichtungen und Sitten in Rom Mode wurde, waren es selbstredend zuerst die Reichen und Vornehmen, welche die aus Griechenland bekannten Schwitzbäder in Aufnahme brachten. Die öffentlichen Badeanstalten folgten dem von privater Seite gegebenen Beispiel. Man überbot sich in der Ausbildung der neuen Badeform, bis endlich unter den Kaisern jene Wunderbauten, die Thermen, entstanden, welche in der Großartigkeit ihrer Anlagen wohl von keinem modernen Bad auch nur annähernd erreicht, geschweige denn überboten worden sind.

Einfluß und Bedeutung der Thermen.

Freilich läßt sich nach dem Urteil zahlreicher römischer Schriftsteller nicht leugnen, daß zur Zeit der allgemeinen Sittenverderbnis, welcher die Kultur der alten Welt zum Opfer fiel, auch der Segen dieser schönen Anstalten sich in Fluch verkehrte. Bewunderungswürdig aber bleibt doch stets der hohe Geist der Fürsorge für gemeinnützige Einrichtungen, welcher diesen großartigen Schöpfungen zu Grunde liegt.

Römische Wasserleitungen.

Die Wasserleitungen der alten Roma, welche zum Teil noch heute die Stadt mit Wasser versorgen, erregen auch in ihren Ueberresten unsere Bewunderung. Wir sind zu unserer Beschämung gezwungen, einzugestehen, daß unsere Zeit, trotz der Errungenschaften moderner Wissenschaft, selbst für große Städte in dieser Hinsicht bei weitem nicht das leistet, was die Römer für die kleinsten Orte oft unter erheblichen Schwierigkeiten, fertig gebracht haben. Ueberall in unserem Vaterlande, wo römische Niederlassungen sich befanden, treffen wir auf Spuren jener großartigen Anlagen, welche bestimmt waren, den neugegründeten Wohnstätten gutes reines Wasser zum Trinken, zu Reinlichkeitszwecken, sowie zum Baden in reicher Fülle zuzuführen. In Rom, wie an anderen Orten, hat sich an diese Reste der Aquäducte die Sage geheftet, sie seien zur Leitung von Wein bestimmt gewesen. So finden wir diese Sage z. B. in Avenates und in Köln, dem eine 17 Meilen lange, fast durchaus unter der Erde laufende Leitung von der Höhe der Eiffel vortreffliches Trinkwasser zuführte. Die Sage ist eine Nachwirkung des gewaltigen Eindrucks, welchen die untergegangene römische Kultur in ihrer Größe und Herrlichkeit auf die Phantasie der von ihr bezwungenen Völker gemacht hat, zugleich aber auch ein charakteristischer Beweis, wie das Verständnis für die wirklichen Zwecke jener Bauten späteren Zeiten so ganz verloren gegangen war.

Privat- und öffentliche Bäder in Rom und Italien überhaupt.

Privatbäder und öffentliche Bäder, welche dem täglichen Bedürfnis nach Erfrischung und Reinigung entsprachen, also Badeanstalten im engeren Sinn, gab es in Rom in allen Regionen eine große Anzahl, bis zu 800 und mehr, wie uns Schriftsteller zur Zeit Constantins verbürgen. Ja, es war in Italien keine Stadt, kein Ort, welcher nicht eine für geringes Eintrittsgeld zur Verfügung stehende Badeanstalt gehabt hätte. Selbst die kleinste Gemeinde erkannte es als Pflicht, ihre Angehörigen mit wohlfeilen und guten Bädern zu versorgen und die Möglichkeit des täglichen Badens zu schaffen. Große Bäder, „Thermen“, im Gegensatz zu jenen ursprünglichen, einfachen Anstalten, denen der Name „Balnea“ verblieb, dagegen gab es stets nur wenige, ihre Zahl steigerte sich auch in Rom allmälig nur bis auf 15. Es ist selbstverständlich, daß jede Provinzialstadt von einigem Ansehen wenigstens eine derartige Anstalt zu besitzen wünschte.

Thermen und Gymnasien.

Die Thermen sind in ihren Anlagen sicherlich auf diejenigen der alten Gymnasien zurückzuführen. Der Unterschied besteht eben darin, daß bei den Thermen sich das Bad in seinen verschiedenen Formen selbständig entwickelte, als solches die Hauptsache, den Kern der Anlage bildete, während die Räume für körperliche Uebungen erst in zweiter Linie Berücksichtigung fanden. Bei den griechischen Gymnasien dagegen hatte gerade das umgekehrte Verhältnis stattgefunden. Daneben bildeten diese Thermen nach der die Oeffentlichkeit begünstigenden Sitte südlicher Länder Mittelpunkte des Verkehrs, in denen das großstädtische Leben und Treiben sich frei entwickeln konnte. Die Thermen waren Zusammenkunftsorte, welche selbst Geschäftszwecken dienten, und an denen jedem nach seinem Bedürfnis gar mancherlei Anregung geboten war. Kulturelle Bedeutung der Thermen.

Zu allen Tagesstunden, ganz besonders aber unmittelbar vor der Hauptmahlzeit, als der für das Bad beliebtesten Stunde des Tages, versammelten sich viele Tausende in den hohen, weiten, von königlicher Pracht strahlenden Sälen, Säulengängen und Hallen der Thermen. Die Tagesereignisse wurden da besprochen, litterarische Neuigkeiten in die Oeffentlichkeit gebracht: es wurde nach Herzenslust kritisiert und politisiert. Badezeit. Gesellschaftliche Bedeutung der Thermen.

Aber auch an ausgiebiger Gelegenheit zu körperlicher Uebung, an Laufbahnen, Ring- und Spielplätzen fehlte es nicht. Das zuschauende Publikum hatte für solche Dinge nicht nur das lebhafteste Interesse, sondern auch das feinste Verständnis. War Herakles der Schutzgott der Bäder, so galt Hermes als der Beschützer der Paläſtra. Die Bildnisse dieser beiden Gottheiten fehlten in keinem derartigen Bade. Aber auch noch andere Götter wurden in Beziehung gebracht, so vor allen die kampfrüstige Athene, der sieghafte Apollon, auch Artemis, Ares, Dionysos, Hephaistos, Poseidon, deren Statuen zwar nicht in den eigentlichen Bädern, wohl aber in den sie umgebenden Säulenhallen, Laubgängen und Gemächern allem Volk zur Schau Aufstellung fanden. Von Agrippa bis auf Constantin war kein großes Bad, das nicht außerdem mit einer Bibliothek versehen gewesen wäre. Dies alles stand dem Volke teils bei freiem Eintritt offen, teils mußte, wie dies insbesondere für die Benutzung der Bäder die Regel war, ein geringes Entgeld bezahlt werden, (durchschnittlich 1 Quadrans, 5 Pfennig, Fremde waren frei.) Nebenräume für körperliche Uebungen. Schutzgottheiten. Bibliothek. Eintrittspreis.

Stiftungen, Vermächtnisse für die Erbauung, Erhaltung, Ausstattung und unentgeltliche Benützung der öffentlichen warmen und kalten Bäder für Männer und Frauen, ja zuweilen sogar Stiftungen.

für Sklaven und Sklavinnen waren sehr gebräuchlich, ja man darf nach den aufgefundenen Inschriften in den Städten Italiens, sowie sämtlicher Provinzen annehmen, daß solche Stiftungen zu den häufigsten und beliebtesten zählten, durch welche sich der Wohlthätigkeitssinn der Bürger bethätigte.

Agrippa gewährte als Aedil das ganze Jahr hindurch Freibäder. Männern und Frauen freies Bad und vermachte dem Volk Thermen Agrippas. seine selbst erbauten Thermen, die ersten in Rom, deren Ueberreste wir noch heute im Pantheon und in dessen unmittelbarer Nähe bewundern. 170 Badestuben sind während seiner Aedilität erbaut worden, die Kaiser vermehrten deren Zahl späterhin noch erheblich. Reiche Einrichtung von Privatbädern. Von der üppigen Pracht und Schönheit der mit allen Edelmetallen und köstlichem Gestein ausgelegten, aufs bequemste eingerichteten Einzelbäder in reichen Privathäusern und Villen, sogar auf Palastschiffen werden uns Wunderdinge berichtet, die uns in die Märchenwelt von Tausend und Eine Nacht versetzen. Wenn auch all diese Herrlichkeit ein Raub barbarischer Stämme, welche seit Alarichs Plünderung im 5. Jahrhundert n. Chr. über die Weltstadt hinzogen, geworden ist, und wenn jene großen Thermen verschüttet oder von dem Erdboden Ueberreste von Thermen. verschwunden sind, die Ueberreste, welche uns von vieren derselben, von den Thermen des Titus, Trajan, Caracalla und Diocletian erhalten blieben, genügen, uns ein deutliches Bild von ihrer einstigen Beschaffenheit zu geben. Insbesondere machen die Thermen Caracallas. Thermen des Caracalla in ihrer räumlichen Ausdehnung noch heute einen so überwältigend großartigen Eindruck, daß es begreiflich erscheint, wie deren Wiederaufdeckung für die Entwicklung der Baukunst von so großem Einfluß gewesen ist und noch bis in die neueste Zeit geistvolle Archäologen und Architekten sich bemühen, die Pläne dieser Bauten auf Grund schriftstellerischer Mitteilungen aus jener Zeit und der uns verbliebenen Ueberreste zu reconstruieren.

Thermen von Pompeji. Noch lehrreicher für die praktische Kenntnis der römischen Badeeinrichtungen, als die Ueberreste der Thermen in Rom ist für uns die Aufdeckung der Thermen Pompejis, besonders der größeren im Jahre 1857 daselbst vorgefundenen, sowie die römischen Badeanlagen, welche in Deutschland noch erhalten sind. Namentlich ist hier das im Jahre 1774 freigelegte Bad in Badenweiler zu nennen. Dasselbe weist doppelte Abteilungen Badenweiler. für Männer und Frauen auf, und da fast alle einzelnen Räume, Gewölbe und Heizvorrichtungen vollständig erhalten sind, geben sie uns ein klares Bild der Anlage.

Das Ergebnis der gemachten Forschungen läßt sich kurz Ergebnis der Thermenforschung. dahin zusammenfassen: Mögen die Anlagen aller dieser Thermen und die Verbindung der eigentlichen Bäder mit den zu sonstiger Erholung bestimmten Räumen noch so mannigfaltig gewesen sein, stets waren es nur etwa drei bis vier Haupträume, welche den Kern des Bades bildeten. Da war Haupträume. zuerst, von den meist zahlreichen Eingängen und verbindenden Korridoren abgesehen, das Apodyterium, der Raum, in wel- Apodyterium. chem man sich entkleidete; Bänke und Haken dienten zur Aufnahme der Gewänder, der Eingang mochte der auch im Altertum sehr häufig vorkommenden Kleiderdiebstähle wegen von Sklaven bewacht sein. Aus dem Apodyterium führten 2 Thüren, eine wohl zunächst für diejenigen, welche nur ein kaltes Bad zu nehmen wünschten, in das Frigidarium, die andere für alle diejenigen, Frigidarium. welche die ganze Badeprozedur durchmachen wollten, in das Tepidarium, Warmluftbad, mit Sitzen und Bänken (oft aus Tepidarium. Bronze) an den Seitenwänden versehen. Es haben sich auf diesen Bänken, deren Gestaltung eine mehr oder weniger künstlerische war, vielfach Inschriften gefunden, welche die Namen der Stifter verewigten. Hier hatte gewöhnlich die erste Einsalbung statt. Das anstoßende Gelaß, der Hauptraum, Caldarium genannt, war das eigentliche Schwitzbad Caldarium. und zerfiel bezüglich der Benutzung in drei Teile. In der Mitte befand sich das eigentliche Caldarium, das Schwitzbad im engeren Sinn, mit seiner heißesten Stelle, dem „Laconicum,“ Laconicum. einer kuppelartigen Wölbung, welche man öffnen konnte, um sich unmittelbar der heißen Ausströmung der unterirdischen Heizvorrichtung auszusetzen. An der einen Seite dieses Raumes war sodann, durch Stufen erhöht, eine viereckige Wanne angebracht, das heiße Wasserbad, an der entgegengesetzten Seite eine große halbrunde Nische, ebenfalls mit einer Wanne oder großen Schale für kalte Uebergießungen und Abwaschungen.

Frigidarium. Nun kehrte der Badende wieder durch das Tepidarium entweder direkt in den Auskleideraum zurück, oder begab er sich zuvor noch in das Frigidarium, wo sich Gelegenheit bot, im kalten Wasserbad den Körper ausgiebiger zu erfrischen, als dies die kalten Uebergießungen im Caldarium ermöglicht hatten. Dieses Frigidarium war in der Regel ein mehr oder weniger großer schöner, hoher runder Kuppelraum, typisch mit 4 Seitennischen ausgestattet, in dessen Mitte sich meist wohl unter freiem Himmel das kalte Bad, das Schwimmbad, befand. Um einen Maßstab für die Größenverhältnisse der Thermen Roms zu geben, sei hier erwähnt, daß das Schwimmbassin der Thermen des Diocletian 1700 qm Wasserfläche, dasjenige des Frigidariums der Thermen Caracallas 1300 qm hatte, während das Stuttgarter Bad nur 300 qm mißt.

Größenverhältnis.

Allerdings sind unsere modernen Bäder unter einem andern Himmel und unter anderen Verhältnissen errichtet. Solche Räume, wie die der Alten, wären bei den langen Wintern unseres Klimas nur mit dem ungeheuersten Aufwand zu heizen und warm zu halten.

Weitere Räume. Außer obigen vier Haupträumen, welche bei kleineren Anlagen auch auf drei beschränkt wurden, indem man das Frigidarium gleichzeitig als Auskleideraum benützte, weisen größere Anstalten noch besondere Räume für das Reiben und Bürsten, das Oelen und Salben, für die unmittelbare Reinigung nach Wettlauf und Ringkampf auf, gymnastische Uebungen, welche eine besondere Reinigung des Körpers mit Schabeisen und Striegel nötig machten.

Einzelbäder. Auch Einzelbäder „Solia“ standen zur Verfügung, wie denn Einzelschwitzbäder in öffentlichen Anstalten, gleich wie in Privathäusern in einer Wanne genommen wurden.

Die Badeutensilien fanden sich zum Teil in der Badanstalt selbst vor, zum Teil brachte sie der Badende mit oder sie wurden ihm durch seine Sklaven nachgetragen. Als Reinigungsmittel an Stelle unserer Seife diente Lauge und natürliches Laugensalz, Erdsalz, zum Abtrocknen bediente man sich nur leinener Tücher.

Badeuntensilien.

Reinigungsmittel.

Das Museo Bourbon zeigt einen in Pompeji aufgefundenen Badeapparat, welcher aus einem elastisch und leicht zu öffnenden federnden Ring besteht, in welchem an einem Kettchen ein Oelfläschchen, vier Strigiles von verschiedener Größe und eine einfache flache Schale hängen. Ueber die Bestimmung der letzteren ist man nicht ganz im klaren, einige erblicken darin ein Gefäß zum Trinken, andere ein solches zum Uebergießen.

Badeapparate.

Besonderer Beliebtheit scheinen sich feine Oele und Salben beim Badegebrauch erfreut zu haben. Man salbte sich nicht nur nach dem Bade, sondern auch vorher, ja man verließ das Bad, in das man bereits gestiegen war, um sich nochmals einzureiben, worauf man sich dann wieder ins Bad begab.

Alle diese Verrichtungen konnte man entweder selbst ausführen oder die Hilfe der Badediener in Anspruch nehmen, welche zugleich die Verkäufer dieser Oele und Salben waren und dafür besonders bezahlt wurden.

Badediener.

Das Oberhaupt der Badediener war der Bademeister, der Aufseher des Bades, an den auch das Eintrittsgeld entrichtet werden mußte.

Bademeister.

Ueber die Heizungsanlage belehrt uns in sehr anschaulicher Weise ein angeblich in den Bädern des Titus aufgefundenes Gemälde, welches den Durchschnitt einer Badeanstalt mit beigeschriebenen Namen für die einzelnen Teile darstellt. Auch wenn diesem Zeugnis keine unbedingte Glaubwürdigkeit beigemessen werden könnte, genügen für unsern Zweck die in Pompeji gemachten Funde.

Heizung.

Darnach geschah die Heizung einerseits durch den Ofen des Caldariums, andererseits durch entfernte Feuerherde, von welchen unter den sogenannten „schwebenden“ Fußböden und

Heizöfen.

hinter den hohlen Wänden Thonröhren oder gemauerte Kanäle die Hitze weiter leiteten. Zur Erwärmung des Bades bediente man sich dreifach übereinander aufgestellter und durch eine Röhre miteinander verbundener Kessel. Der unmittelbar über der Flamme stehende enthielt das siedende Wasser und wurde aus dem darüber stehenden Lauwarmkessel je nach Maßgabe der Wasserabgabe wieder gefüllt, ebenso der Lauwarmkessel aus dem darüber befindlichen und dieser wieder aus dem weiter vorhandenen Kaltwasser-Reservoir. Aus diesen Kesseln, welche sich in Pompeji wahrscheinlich in dreifacher Aufstellung vorfanden und durch eine Feuerstätte versorgt wurden, speiste man alle die verschiedenen Bassins und Behälter, wobei die Heizungsräumlichkeiten häufig den Armen zu ihrer Erwärmung im Winter zur Verfügung gestellt wurden.

Kessel- und Röhren-Anlage.

Wie all jener Glanz, jene Herrlichkeit des alten römischen Reiches dahinschwand, so daß das, was sich davon ins Mittelalter herüber gerettet hat, uns nur klein und dürftig erscheinen muß, ist viel besprochen worden und allbekannt. Ueppigkeit und Verweichlichung nahmen auch in Bezug auf das Badewesen in einer Weise zu, daß reiche Müssiggänger des Tages bis zu siebenmal zu baden pflegten und die großen Badanstalten auch des Nachts nicht mehr geschlossen werden konnten. Kein Machtgebot weder der Kaiser, noch später der Bischöfe vermochte es, der Unsitte des gemeinschaftlichen Badens beider Geschlechter Einhalt zu thun.

Badeunsitten.

Opposition des Christentums.

Es darf uns daher nicht Wunder nehmen, daß sich das Christentum, wie gegen alle jene Auswüchse einer überfeinerten Kultur, so auch gegen das Baden in seiner damaligen Gestalt ablehnend verhielt. Indessen war auch in den ersten christlichen Jahrhunderten der Gebrauch öffentlicher Bäder, sofern diese nicht der Ueppigkeit dienten, keineswegs untersagt.

Bäder für Geistliche.

Noch in das 10. Jahrhundert n. Chr. hatten sich acht aus klassischer Zeit stammende Bäder in Rom erhalten. Die Römer schätzten den Gebrauch der warmen Bäder so hoch, daß die Päpste sich veranlaßt sahen, diesem Bedürfnis Rechnung zu tragen und zur Errichtung besonderer, ausschließlich für Personen geistlichen Standes bestimmter Badeanstalten zu schreiten.

So wissen wir dies von Papst Hilarius, Papst Hadrian I. und Gregor IV.

Die Anachoreten des Morgenlandes zwar, welche die höchste Askese anstrebten, glaubten sich auch des Badens enthalten zu sollen. So wird uns z. B. berichtet, daß der heil. Antonius, der Begründer des Mönchwesens, nie seinen Leib mit Wasser benetzt habe, es sei denn, daß er durch einen Bach habe schreiten müssen. Nach seinem Beispiel schloß strenge mönchische Disziplin den Gebrauch der Bäder aus. Der heil. Benedikt jedoch, als geborener Umbrier an das Bad gewöhnt, sah sich veranlaßt, die Schärfe dieses Verbotes aufzuheben und seinen Ordensbrüdern den mäßigen Gebrauch des Bades zu gestatten.

Bad und Askese.

Der heil. Benedikt und das Bad.

Mehr noch als durch Roms Legionen, welche überall, wo sie dauernd ihre Adler aufpflanzten, auch warme Bäder einrichteten, wurden unsere Vorfahren mit dieser römischen Sitte durch die sich über das ganze Abendland verbreitenden Jünger des heil. Benedikt bekannt.

Propaganda durch die Benediktiner.

Tacitus rühmt von den Germanen, daß sie keineswegs wasserscheu gewesen seien. Wie jedes Naturvolk, liebten sie das Bad im freien Fluß und zeichneten sich als tüchtige Schwimmer aus.

Die alten Germanen als Schwimmer.

Die deutschen Kaiser waren berühmte Schwimmer, so können wir dies insbesondere von Karl dem Großen, Otto II. und Friedrich Barbarossa geschichtlich feststellen. Von dem Ostgotenkönig Theodorich geht die Sage, daß er trotz seiner Wertschätzung der warmen Schwefelbäder von Albano zu Verona in der vor seinem Palaste vorbeifließenden Etsch zu baden liebte.

Zu keiner Zeit hat es sich die deutsche Jugend von der Donau bis zum Rhein nehmen lassen, einen wahren Hochgenuß im kalten Schwimmbad zu finden. Bestand doch an manchen

Die deutsche Jugend und das kalte Schwimmbad.

Scherzhafte Bräuche. Orten Deutschlands allerlei scherzhafter Brauch, der von einer großen Vertrautheit mit dem feuchten Elemente zeugt. Altgermanische Sitte war es z. B., daß am Vorabend des Johannisfestes Frauen mit wohlriechenden Kräuterranken geziert, Hände und Füße im Rhein wuschen, oder daß man sich gegenseitig zu Ostern oder Pfingsten ins Wasser trug, wohl auch mit Erfolg in die Flut zu werfen suchte.

Künstliches Warmbad in Klöstern. Das künstliche Warmbad aber, zuerst nur bei besonderer Veranlassung und zu Heilzwecken in Anwendung gebracht, wurde erst durch das von den Klöstern gegebene Beispiel beim Volke des weiteren eingebürgert, vor allem, wie schon angedeutet, durch die Benediktinerklöster. Hatte doch jedes derselben eine meist neben der Küche gelegenen Badestube und, wo sich keine natürliche Quelle vorfand, seine Ziehbrunnen. Anfänglich zwar durfte, wenigstens in den nordischen Klöstern außer in Krankheitsfällen nur als Vorbereitung zum heiligen Abendmahl und vor hohen Festtagen gebadet werden. So war den Hirsauer Mönchen das Baden nur zweimal im Jahre und zwar zu Weihnachten und Pfingsten gestattet. Allmählich aber schwand jene asketische Anschauung mehr und mehr vor der immer allgemeiner werdenden Badelust.

Bad und Kirchenstrafe. Bald wurde die Enthaltung vom Bad als eine Art Kirchenstrafe verordnet, welcher sich Pönitenten, vor allem aber alle Exkommunizierten zu unterwerfen hatten. So wurde von Erzbischof Adalbert von Bremen dem mit dem Bannfluch des Papstes belasteten deutschen Kaiser Heinrich IV. das Baden verboten.

Badeverbote. Das Verbot, in der Fastenzeit und der Charwoche oder am Freitag zu baden, welch' letztere Vorschrift noch im Jahre 1487 die Eßlinger Bader sehr empfindlich in ihrem Erwerbe schädigte, ist als ein Rest jener Auffassung anzusehen, welche jeden natürlichen Lebensgenuß als sündhaft verdammt. Zwar verschwand diese Anschauung nie vollständig: wer für ganz besonders heilig gelten wollte, durfte nicht baden. Die heil. Elisabeth, obgleich sie zu ihrer Aussteuer nebst einer silbernen Wiege ein silbern Badewännlein mitbekommen hatte, verschmähte die körperliche Pflege so sehr, daß sie, als es gelang, sie doch einmal zu einem Bade zu überreden, im letzten Augenblick noch Reue empfand, nur einen Moment mit dem Fuß in der Wanne plätscherte und sofort das Bad für beendet erklärte. Die heil. Elisabeth.

Im Gegensatz zu diesem mönchischen Geist lebte im Volk ein anderer, ein tiefer religiöser Sinn, welcher in den Sitten und Gebräuchen der Zeit lebendigsten Ausdruck fand. Es war dies jene, wie wir gesehen haben, auch den Völkern der alten Welt nicht fremde Anschauung, daß die durch das Element des Wassers vollzogene Reinigung des Leibes fördernd und symbolisch für die Reinheit des Geistes und der Seele sei. Vor jedem wichtigen Abschnitt oder Ereignis des Lebens, wie vor Hochzeiten, vor weiten Reisen, vor hohen Festtagen, ja vor dem Sterben nahm man ein Bad. Bad und Volksanschauung.

Welche hervorragende Rolle die Hochzeitsbäder im Mittelalter spielten, geht daraus hervor, daß die Gesetzgebung in späterer Zeit oftmals sich veranlaßt sah, den hiefür immer mehr überhand nehmenden Aufwand zu beschränken. Es badeten nämlich nicht nur Bräutigam und Braut, sondern auch das ganze oft sehr zahlreiche Hochzeitsgefolge. Der Bräutigam hatte die Kosten dafür zu bestreiten und jedem Gast, — so verlangte es die damalige feine Sitte —, außerdem noch das Badegewand als Hochzeitsgabe darzubringen. Bad und Hochzeit.

Wer zum Ritter geschlagen werden sollte, hatte sich an vielen Orten zuvor einem Bade zu unterziehen. Bad und Ritterschlag.

So hat auch der englische Bathorden seinen Namen von dem Bad, welches der Kandidat in der Nacht vor seiner Aufnahme zu nehmen gehalten war.

Den aus schwerer Not und Gefahr Erretteten, dem aus Waffenkampf oder Gefangenschaft Heimkehrenden wurde vor allem ein Bad bereitet. So ist es höchst charakteristisch, daß der junge König Ladislaus der Nachgeborene, als er 1452 Bad nach Kampf und Gefangenschaft.

auf mehrseitiges Andringen am 4. September morgens 9 Uhr von Kaiser Friedrich in Wiener-Neustadt aus der Vormundschaft entlassen wurde, alsbald unter dem Jubel seiner Böhmen und Mähren zuerst in das Bad geleitet wurde!

Aus „Gudrun“ hören wir, daß Hagen nach seiner glücklichen Heimkehr von der Greifeninsel sich dadurch besonders aufmerksam gegen die drei mit ihm geretteten Jungfrauen erwies, daß er ihnen außer kostbaren Kleidern fleißig Bäder bereiten ließ.

Bad und Gastfreundschaft. Ein Gebot der Gastfreundschaft war es, wie in alten Zeiten, den wegemüden Wanderer durch ein Bad zu erquicken. So erzählt auch eine epische Dichtung von Robert Wace, daß die getreue Cordelia, als sie der gramgebeugte Vater, König Lear, besuchte, ihn gebadet und königlich gekleidet habe.

Wenn ein Ritter nach langer Reise in einer Burg eingekehrt war, da wurde ihm sofort oder jedenfalls am nächsten Morgen ein Bad bereitet und zwar brachte man ihm die Kufe dazu in das Schlafgemach; denn die Badestuben gehörten damals noch zum Luxus, den man nur in Ausnahmefällen vorfand.

Massengastbad. Oft kam es vor, daß man, wenn die Burg von Gästen überfüllt war und etwa 100 Ritter zugleich baden sollten, das Bad im großen Saal zurüstete. Die Badekufen, deren man sich dazu bediente, waren nach Form der Taufbecken kreisrund. Weibliche Bedienung. Frauen und Mädchen bedienten die Ritter, und es wurde an dieser Sitte nicht der geringste Anstoß genommen.

Oeffentliche Bäder. Allmählich mit der Konsolidierung des Gemeindewesens und dem Aufblühen der Städte kamen die öffentlichen Bäder als städtische oder Privatunternehmungen auf, auch das Schwitzbad. Schwitzbad wurde, jedoch nicht vor dem Ende des 13. Jahrhunderts eingeführt. Ursprung des Dampfbads. Aller Wahrscheinlichkeit nach entstammt dieses durch heiße Dämpfe erzeugte Schwitzbad nordöstlichen Ländern und wurde durch Kaufleute, die mit Rußland in Handelsverbindung standen, nach Deutschland herübergebracht.

Das Bad als Allgemeinbedürfnis anerkannt.

Das Bad wurde so sehr Bedürfnis aller Gesellschaftsklassen, daß die umfassendste Rücksicht auf dieselben in Uebung war. Klara Hölzlerin giebt (in ihrem Liederbuch) an: „Es baden am Montag die Trunknen, am Aftermontag die Reichen, am Mittwoch die Witzigen, am Donnerstag die Kranken, am Freitag die Ungehorsamen und am Samstag die Hochwürdigen.“

Handwerkerbaden. Geistlichenbad.

Späterhin wurde es herkömmlich, daß die Handwerker am Samstag badeten, und die Geistlichkeit, welche die Klosterbäder hatten eingehen lassen, wurde wiederum an die alte Ordensregel gemahnt, und ihr der Gebrauch der öffentlichen Bäder widerraten.

Schulbaden.

Nach der Nabburger Schulmeister-Ordnung vom Jahre 1480 sollen (also damals schon ein Schulbaden!) die armen Schulkinder am Mittwoch ins Bad gehen, weil am Samstag die Bäder voll Erwachsener seien.

Das Bad ein Lebensgenuß.

Das Bad wurde den unentbehrlichsten Lebensgenüssen beigerechnet. Ja ein altes deutsches Sprichwort sagt:

„Wiltn einen Tag fröhlich sein, so nimm ein Bad!“

Badegeld.

Auch war es an vielen Orten allgemeine Sitte, der Dienerschaft an Stelle von Trinkgeldern „Badegeld“ zu verabreichen, so bei festlichen Veranlassungen, insbesondere bei Hochzeiten oder als Belohnung für außergewöhnliche Leistungen. Es mutet uns eigentümlich an, wenn wir lesen, daß man die Weingartenhüter zu Eßlingen mit einem „Bad“ beschenkte, oder daß der Meister am Samstag seinen Gesellen außer dem schuldigen Lohn noch ein „Badegeld“ spendete. Dieser Gebrauch war so allgemein geworden, daß sogar der Herr Bürgermeister in der freien Reichsstadt zu Frankfurt a. M. mit anderen Stadtbeamten je am Samstag seine „Badeheller“ empfing, um sich den Amtsstubenstaub von Leib und Seele waschen zu können.

Freibad als Volksbelustigung.

Wie in späteren Jahrhunderten ein Freitheater gespendet wurde, so war es damals Sitte, gleichsam als Volksbelustigung Freibäder zum Besten zu geben. So that z. B. der Bader zu Böblingen aus freien Stücken an jedem Faschings-Dienstag, und die Gemeinde ihrerseits zeigte sich auch nicht undankbar und gestattete demselben, dafür zu jeder Zeit im Walde liegendes Holz unentgeltlich zu hauen.

Bade-stiftungen. Außerdem fehlte es nicht an frommen Stiftungen aller Art, welche den Zweck hatten, Armen und Kranken die Wohlthat eines Bades zu ermöglichen. Es ist ausnehmend charakteristisch für den Geist jener Zeit, daß, während im Altertum derartige Stiftungen einem liberalen bürgerlichen Gemeinsinn entsprangen, „Seelbäder." die sogenannten „Seelbäder" der religiösen Lebensanschauung des Mittelalters entsprechend, gleichsam als wohlgefällige Gott dargebrachte Opfer, als gute Werke gedacht waren, von denen man hoffte, der Himmel werde sie gnädig aufnehmen und dem Stifter zum Heil seiner Seele in Anrechnung bringen.

Luther und die Seelbäder. Wir besitzen einen Brief Luthers an Hans Minkwitz aus dem Jahre 1525 über eine Stiftung, durch welche der alte Minkwitz u. a. Seelbäder anordnete. In diesem Briefe spricht sich Luther folgender Maßen aus: „Das fünfte Stück mit dem Seelbade gefällt mir auch wohl, ohne daß ich's nicht ein Seelbad für die Seelen sein lassen wollte, sondern ein Exempel Christi, da er seinen Jüngern im Abendmahl die Füße wusch" u. s. f.

Fuß-waschungen. In diesem Sinne bethätigte sich schon in den ersten Jahrhunderten nach Christus z. B. der heilige Germanus, Bischof von Auxerre, indem er den ankommenden Gästen eigenhändig die Füße wusch. Dasselbe wird von Agnes, der Mutter des unglücklichen deutschen Kaisers Heinrich IV., berichtet. Auch die ehrwürdige Mathilde, Tochter Kaiser Ottos II., badete jeden Samstag eine arme Person und kämmte ihr die Haare. Bischof Ansfried von Utrecht geht selbst zum Rhein, schöpft Wasser ein, wärmt es, schüttet es in die Kufe, badet einen Aussätzigen und legt ihn dann in sein eigenes Bett.

„Wer wohl badet und wohl bett,
Es gereut ihn selten, wer's thät" —

Bad und Asyl. lautet ein frommes Badesprüchlein.

Ein gar feiner Sinn für reine Menschlichkeit bekundet sich

in der an manchen Orten hochgehaltenen Sitte, welcher der Badestube eine Art Asylrecht zugestand. Der Verfolgte, schuldig oder unschuldig, hatte eine Zuflucht, wo ihm eine, wenn auch nur kurze Rast vergönnt war. Wer sich im Bad befand, den durfte man nicht stören, kein Gericht hatte das Recht, ihn abführen zu lassen, bis daß er ausgebadet und sich abgetrocknet hatte.

Ein etwas anderer Sinn freilich spricht sich in der Stellung aus, welche die Landesherrlichkeit dem Badewesen gegenüber einnahm. Sobald nemlich die Badestuben zu einem geradezu unentbehrlichen Bedürfnis aller Gesellschaftsklassen geworden waren, wurden dieselben gleich den Schenken, Schmieden und Mühlen in den Kreis der landesherlichen Regalien gezogen d. h. zinsbar gemacht. Daher führte auch das öffentliche Bad jeder Ortsgemeinde die Bezeichnung: das ehehafte d. i. das gesetzliche, das grundherrliche, das privilegierte Bad. Bad und Regal.

Dem Landesherrn stand es zu, diese Gerechtsame meist mit dem Vogteirecht an einzelne, an Gemeinden oder an Körperschaften zu übertragen. Die Badestube zu Villingen z. B. hatte jährlich an die Johanniter 1 Pfd. Wachs zu zinsen. Badegerechtigkeit. Auch als Erblehen wurden die Badestuben an manchen Orten den Badern unter allerlei besonderen Bedingungen verliehen. Erblehen. Dies war z. B. in Stuttgart der Fall, wo jeder Bader der Herrschaft jährlich 12½, der Geistlichkeit aber 13½ Pfd. Heller zinsen mußte. Bei Gründung von Städten oder bei Erhebung von Orten zum Range von solchen verlieh man diesen mit den andern „Ehehaften“ zuweilen auch das Recht, Badestuben selbst zu errichten oder besitzen zu dürfen. Diese Bäder waren es, die man alsdann „städtisch“ nannte, weil der Stadt das Recht zustand, sie statt des Landesherrn zu verpachten. „Städtische“ Bäder.

In Berlin waren die Badestuben städtisch, in Hannover verpachtete die Stadt ihre Bäder um einen jährlichen Zins. Kaiser Friedrich III. erteilte der Stadt Schwäbisch-Hall im Jahre 1460 das Privilegium, daß ferner „niemand in der gemeldeten Stadt Hall Landwehr, noch auf Unsern und des

Reiches Grenzen und Gütern darin gelegen, kein Badstuben, Tafern, Wirtschaft errichte."

Verbreitung der Badestuben.

Es hatte die Badestube allhin solche Verbreitung gefunden, daß man sagen konnte, „es sei keine Stadt, kein Markt, kein Dorf gering, welches nicht sein Bad habe." Gnarionius, Arzt des Frauenstiftes zu Hall und Physicus zu Steyer, äußerte sich: „Durch gantz Teutschland ist nichts Gemeineres, nichts Bekannteres, nichts Geübteres als diese Leibreinigung durch den Schweiß — das Schwitz- und Dampfbaden — darauff der gemein Löffel und viel ansehnliche Burger dermaßen steif und stark halten, daß sie vermeineten viel verloren zu haben, wann sie nit alle Samstag oder alle Feyerabend vor den Festtagen in das Schwitzbad gehen, schwitzen, sich reiben, fegen, butzen und abwaschen lassen."

Bad und Hornsignal.

Wie in den Häusern der Vornehmen, besonders in Frankreich Hornsignale den Beginn der Tafelfreuden oder ebenso die Burgwächter den jungen Tag ankündigten, so pflegten die Bader durch Hornsignale zu melden, daß die Badestube imstand und das Bad zugerichtet sei.

Bad und religiöses Bewußtsein.

Es ist höchst bezeichnend für die naive Frömmigkeit jener Zeit, gleichwie für die hohe Wertschätzung, deren sich das Bad erfreute, wenn Thomas Murner in seiner „Badenfart" 1514 die Vorgänge im Schwitzbad seinen Allegorien zu Grunde legt.

„Gott hat uns selbst ins Bad geblasen in früher Morgenstund" — heißt es daselbst. Auch sieht man Christus dargestellt, wie er mit einer Posaune aus dem Fenster eines Badehauses das Signal giebt!

Badesitte und Unsitte.

Wie roh andererseits die damaligen Sitten noch waren, geht z. B. daraus hervor, daß man sich selbst in Bürgerkreisen nicht scheute, insgesamt Mann, Weib und Kind zur frühen Morgenzeit kaum mit den allerdürftigsten Umhüllungen versehen, wenn nicht ganz ohne solche dem Bade zuzueilen. Freilich geschah dies nicht etwa nur aus Bequemlichkeit oder aus Zuchtlosigkeit, sondern — aus Vorsicht vor Kleider-Dieben, deren edle Zunft, wie in Griechenland und Italien, demnach auch in unserem deutschen Vaterland in namhafter Zahl vertreten gewesen zu sein scheint. Die Vornehmen allerdings lassen sich von ihren Dienern oder Mägden in die Badestube geleiten und auch die Wäsche nachtragen. Badediebe.

Badelaken, Badekappen zählen zu den Inventarstücken, zum „Geräte" und waren, wie die Kleider oft sehr kostbar ausgefertigt. Badeanzug und Inventar.

Heinrich IV., Herzog in Schlesien, verordnete letztwillig „Ein Leilachen und eine Bade-Kappe, da soll man Uns inne begraben." Wahrscheinlich bildete die Badekappe die Kapuze eines Baderocks, in welchen man sich nach dem Bad hüllte, um auszuruhen.

Im Bade selbst waren nur die Reichen und Vornehmen bekleidet. Die Männer waren, wie auch der Bader selbst nur mit einem Lendengürtel, die Frauen mit weit ausgeschnittenen Badekleidern versehen, in deren Saum man, um das Emporbauschen zu verhüten, Bleistücke einnähte. Die Kopfbedeckung bestand vom 15. Jahrhundert an für beide Geschlechter aus einer schirmlosen Badmütze, auch Käpplein genannt, oder dem Badehut, Schaubhut. Sie war unerläßlich wahrscheinlich infolge der vielen Kopfwaschungen, welche damals in Aufnahme kamen und einen Schutz des Hauptes gegen Erkältungen notwendig machten. Badegürtel. Kopfbedeckung.

Jede bessere Badestube hatte ihren besonderen Auskleideraum; dort wartete auch der Knecht oder die Magd auf die Zurückkunft der Herrschaft, um ihr aufs neue, wie beim Auskleiden so bei dem Geschäft des Wiederanlegens der schweren Kleidungsstücke damaliger Zeit hilfreiche Hand zu leisten. Auskleideraum.

Trat ein Gast in die Badestube ein, die nach den bescheidenen Ansprüchen jener Zeit meist eng und dunkel war, — die kleinen Fensterlein ließen das Licht nur sparsam durchschimmern —, so fand er in der Regel schon mehrere zum gleichen Zweck versammelte Personen vor. Die Diele ist begossen, die Bänke sind frisch gescheuert. Beschaffenheit der Badestuben.

Badeprozedur. „Reibemagd." Ein Badeweib, die sogenannte „Reibemagd" (nur an einzelnen Orten gab es für Männer „Reibeknechte") bringt ein „Schaff" Wasser, welches nicht zu kühl und nicht zu heiß, sondern „lebewarm" sein muß, und streicht entweder mit der Hand oder auch mit einer Ruthe, einem Büschel aus Eichenlaub oder „Quästen." Birkenreiser, „Quästen" genannt, den Rücken, die Beine und Arme des Badenden gleich wie einem „Wettläufer" (offenbar eine antike Reminiscenz!). Das war die Eingangsoperation zum Schwitzbaden, durch welche die Entfernung des Schmutzes und die Oeffnung der Poren bewirkt werden sollte.

Auf jenes Reiben und Streichen legte man sogar bei dem einfachen Wasserbad großen Wert und ließ es öfter auch auf einer Bank liegend an sich vornehmen. So stellt Thomas Murner Christus dar, wie er den auf einer Bank liegenden Heilbedürftigen mit beiden Händen kräftig reibt.

Schwitzbad. Prozedur desselben. War der Badegast in solcher Weise gründlich gereinigt und vorbereitet, so begann das eigentliche Schwitzbad. In den großen Kachelofen schiebt man, obgleich die Stube ohnehin schon heiß genug ist, zur weiteren Erhöhung des Badegenusses tüchtig neues Holz ein, „daß es kracht." Der Knecht wird beauftragt, 2 Schaff Wasser, (zuweilen war es auch ein Absud von Kräutern) aus dem außerhalb befindlichen Kessel herbei zu holen und dieselben über die zu diesem Zweck in einem Becken liegenden, stark erhitzten Steine oder Kiesel auszugießen, „daß der Dampf aufqualme und die Stube sich verfinstere." Der Badende hat sich zu dieser Prozedur auf eine Bank gelegt, sein Kopf ruht auf einer kissenartigen Erhöhung, mit den Quästen fächert er sich den Dampf zu — und schwitzt. Hat er dies sattsam gethan, so steigt er herab und setzt sich auf die Bodenbretter, wo eine gemäßigtere Temperatur herrscht. Sodann wird er mit warmem Wasser oder klarer Lauge übergossen, dann aber gleich einer „Frauenhaube" in die Wäsche genommen, in Seifengischt bearbeitet und letztlich nochmals mit Lauge überschüttet. Auch der Kopf wurde noch Kopfwäsche. ganz besonders gewaschen.

Bewahr dein Haupt mit großer Kunst,
Sunst wär dein Baden gar umbsunst.
Es leit am Haupt — Gedächtnis, Willen und Verstand.

So sagt Thomas Murner.

Man bediente sich zu diesen Waschungen hauptsächlich venetianischer Seife, als der besten damals bekannten. Auch machte man von dem Badeschwamm ausgiebigen Gebrauch, der einen nicht unbedeutenden Handelsartikel bildete. Venetianische Seife. Badeschwamm.

Mit dem Baden war meist auch das Stutzen des Bartes, das Scheren des Haupthaares verbunden, nach welcher Verrichtung eine letzte abkühlende Uebergießung erfolgte. Der Gast trocknete sich mit dem mitgebrachten Badelaken ab, legte das Badehemd oder den Kaputzenmantel um, streckte sich zur Ruhe auf ein in besonderer Kammer hergerichtetes Bett aus. Bartstutzen u. s. w. Weitere Vorgänge.

Und leg Dich an ein Bette hin
Und thu mit Muße ein Schläfelin.

So heißt ein hieher gehöriges Sprüchlein.

Nach ein bis zwei Stunden verläßt der also Erquickte das Haus, um ein Mahl einzunehmen; denn nach dem Bad bedurfte man notwendig auch der weiteren leiblichen Stärkung. Zuvor aber wird den Badeleuten der Lohn (also nicht im voraus!) gereicht, worauf diese sich mit dem frommherzlichen Wunsch bedanken, daß Gott, der alle Dinge vergelten könne, den Gast noch recht lange leben lassen möge. Bezahlung nicht praenumerando!

Oefter pflegte man auch während des Bades zu singen, ein Beweis, wie sowohl das Baden, als das Singen zu den Gewohnheiten des Lebens gehörte. Badelieder.

Die Geistlichkeit bemühte sich besonders in späterer Zeit, diesen Badeliedern einen der frommen Auffassung jener Tage entsprechenden Inhalt zu geben. So lautet der Anfang eines solchen geistlichen Badeliedes, wie folgt:

Wol uf im Geist gang baden,
Dahin hat uns geladen
Des Vaters Gütigkeit!

Die Bäderpreise scheinen uns sehr gering. Nach damaliger Anschauung und den damaligen Verhältnissen mochte dies Preise.

aber weniger der Fall sein. In Stuttgart war es z. B. den Badern im Jahre 1500 gestattet, sich von einer erwachsenen Mannsperson 2 Pfennig, von einer Frau einen Pfennig und von Kindern über zehn Jahren einen Heller zahlen zu lassen. Kinder unter zehn Jahren badeten umsonst. In Sundelfingen erhielt der Bader von den noch nicht konfirmierten Kindern nichts, dagegen war es üblich, daß jede Haushaltung, deren Kinder badeten, dem Bader jährlich einen Leib Brod abgab. In Wien heißt es in der Löhnungs-Ordnung der Stadt 1626: „Bader. Auf den Tisch 4 Kreutzer, von einer Wanne sechs Kreutzer, von einem Dienstboten Haareabschneiden drei Kreuzer." Sollte Wien schon damals eine teure Stadt gewesen sein?

Einfluß der Kreuzzüge.

Es ist kein Zweifel, daß die Kreuzzüge mit ihren eingreifenden Folgen für die Sitten und sanitären Verhältnisse Europas auch auf das Badeleben einerseits fördernd, anderseits hemmend gewirkt haben. Die Kreuzfahrer betraten das heilige Land nach langer entbehrungsvoller Reise mit Schauern der Ehrfurcht. Der Boden, den man betrat, die Luft, die man atmete, die Gewässer, welche das Land gleich wie zu Christi Zeit durchzogen, alles schien geweiht und geheiligt. Die ungewohnte Sonnenglut eines südlichen Himmels machte das Bad zu einem bis dahin noch nicht in diesem Maße empfundenen Labsal, zu einer Wohlthat, deren man dankbar auch in der Heimat gedachte. Als besonders heiligend für Leib und Seele galt natürlich das Bad im Jordan, in dessen Fluten man so lange als möglich zu verweilen strebte. Diese neugewonnene Wertschätzung des Bades übertrug man auch auf den zu Hause möglichen Badgenuß. Wenn Thomas Murner singt:

Wer sich in diesem Bade reint,
Und wie ich schreib' mit Gott vereint,
Der wäscht in einem Bad zumal
Leib und Seel' als er thun soll,

so entsprach das vollständig der herrschenden Gesinnung.

Aber nicht alles war fromm und gut, was die Kreuzfahrer aus fernen Landen heim brachten. Die üppige Lebensweise des Orients verfehlte nicht ihren verlockenden Reiz auf die unverwöhnten Sinne der oft Jahre hindurch dem Vaterland fern Gebliebenen auszuüben. So wurde manch sittenverderbender Keim aus dem Morgenlande eingeschleppt.

Während das gemeinsame Baden beider Geschlechter früher streng verpönt war, riß diese Unsitte, welche sich zuerst in Frankreich und Italien eingebürgert hatte, auch in Deutschland allgemein ein. Badeunsitten.

Dazu stieg der Besuch der Bäder allmählich bis zu solchem Uebermaß, daß man, wie zur Zeit des Verfalls in Rom 6 Stunden täglich, drei des Vor-, drei des Nachmittags badete. Ja es kam vor, daß einer die ganze Nacht und den ganzen Tag im Wasser blieb, darin aß, trank und schlief. Uebermaß im Baden.

Mich. Savanarola, † 1462, erzählt von einem Wassersüchtigen, der ohne Unterbrechung zehn Tage auf diese Weise badete.

Dazu kamen die ansteckenden Seuchen, von denen das 16. Jahrhundert so schwer heimgesucht war. Während der Dauer derselben wurden alle öffentlichen Bäder geschlossen. Seuchen.

Nicht nur die Aerzte warnten vor dem tollen Unfug, der mit dem Bade getrieben wurde, als einem gesundheitschädigenden Mißbrauch. Auch die Geistlichkeit hatte ihre Gründe, den Badestuben abhold zu sein. Sie eiferte zum Teil mit Recht gegen die Zuchtlosigkeit, die daselbst um sich gegriffen hatte; gleich anstößig waren ihr die dort in der Stille der Abgeschlossenheit beliebten Unterhaltungen über religiöse und politische Zeit- und Streitfragen. Die Zeit der großen Kirchenspaltung nahte heran und warf ihre Schatten voraus. Gewaltig gärte es in den sonst so lenksamen Köpfen. „Da sitzen sie im Badstübl und reden ketzerisch wider Gott und den Kaiser“ — heißt es in einer Predigt aus der ersten Hälfte des 16. Jahrhunderts. Opposition gegen die Badestuben. Die Badestuben als politische und religiöse Klubs.

Die häufige Schließung der Badestuben zu Zeiten der alles verheerenden, jeden Verkehr lähmenden Pest machte das Badegewerbe mehr und mehr zu einem unlohnenden; denn Das Badegewerbe unrentabel.

Veränderung des Charakters der Badestuben. Nebenerwerb.

zur Anschaffung der oft ganz bedeutenden Holzvorräte (die Bader gehörten zu den hauptsächlichsten Holzkonsumenten im Lande) war ein erhebliches Betriebskapital erforderlich. Man mußte sich nach einem Nebenerwerbe umsehen und fand ihn in der Ausübung von allerlei kleinen operativchirurgischen Verrichtungen, besonders aber im Aderlassen und Schröpfen. Der Charakter der Badestuben veränderte sich infolge hievon vollständig. „Vor des Baders Schröpfköpf ist kein Ort am ganzen Leib mehr sicher“ lautet ein Stoßseufzer jener Zeit. „Lassen sich von den höllischen Brüdern Charontis, den Bademeistern, überreden, am ganzen Leib Köpflein zu schlagen und werden also mit ihrem höchsten Schaden im Seckel auch geschunden, weil jeder Köpfel um ein Pfennig dem Bader mehr trägt.“

Privatbadestüblein.

Die Ungemütlichkeit dieser Zustände veranlaßte viele, sich das unentbehrlich gewordene Badestüblein im eigenen Haus zu schaffen. Dahin lud man dann seine Freunde und setzte das gewohnte Badeleben in anderer Form, leider aber zugleich in demselben Uebermaß fort. Das Badstübl wurde gleichsam zum Salon des Hauses.

> Wann mancher, der sonsten nichts zu thun hat, nicht weiß, was er anfangen solle, läßt er ihm ein Schweiß-, Dampf- oder ein Vollbad richten, darin er etwan mit seinem Weib oder sonsten einem guten Freund sitzet und ein Kändel drei, vier Wein neben guten Sträublein ausleert.

Diese Stelle ist bezeichnend für die damaligen Sitten.

Verfall der Badestuben.

Die Badestuben kamen immer mehr in Verfall. Waren dieselben schon 1547 in Stuttgart nur mehr zweimal wöchentlich geöffnet, so wurde das in der Folge immer schlimmer.

Der Einfluß des 30jährigen Kriegs.

Der dreißigjährige Krieg mit seinen Schrecken zog verheerend über die deutschen Lande, verzehrte auf Jahrhunderte hinaus des Volkes beste Kraft und grub dem Wohlstand auf lange das Grab. Das Land war vielfältig nahe daran, der gänzlichen Verarmung anheimzufallen.

Verteuerung der Bäder.

Wo ab und zu noch ein schwacher Versuch gemacht wurde, die Badestuben offen zu halten, da scheiterte derselbe an den immer teurer werdenden Holzpreisen, welche bereits im 13. Jahrhundert von Einfluß auf die Frequenz des Badebesuchs, z. B. in Frankreich gewesen waren. Das verarmte Volk konnte sich den Luxus der erheblich teurer gewordenen Bäder nicht mehr gestatten.

Warme Mineralbäder. Das Badebedürfnis der Wohlhabenderen und Vornehmen aber wandte sich von nun an mehr und mehr den warmen Mineralbädern zu, so daß deren Besuch geradezu zu einer Modesache erhoben wurde. Während man sich zu Hause nur mehr spärlich wusch und gar nicht badete, glaubte man durch eine jährliche „Badfahrt" das tägliche Versäumnis auf einmal, wenn auch unter größerem Kostenaufwand nachholen zu können. *„Badfahrt."*

Solche Heilbäder wurden früher nur in vereinzelten Krankheitsfällen aufgesucht. Theophrastus Parcelsus zählt deren nur 11 auf, jetzt aber stieg ihre Anzahl bald ganz erheblich. Die wenigsten indessen suchten oder fanden dort wirkliche Erholung und Kräftigung. Denn wenn auch einige Quellen, wie z. B. unser heilkräftiges Wildbad im Schwarzwald von wirklich Leidenden aufgesucht wurde, für die Mehrzahl der Besucher waren diese Kurplätze einfach Vergnügungsorte. Melch Sebitz 1647 *Modebad und Vergnügungsort.* in seiner Beschreibung etlicher Mißbräuche u. s. w., giebt folgende charakteristische Schilderung: „Wie es denn Brauch bei den Reichen ist, solche Badenfahrt mehr zu leiblicher Wollust denn für Krankheiten einzurichten. Manche scheuen sich derwegen nicht, ganze durchgehende Nächte zu zechen, zu schreien, zu jöhlen, zu rasseln und zu spielen; haben auch wohl bis an den hellen lichten Morgen Spielleut bei sich!" Wohl mahnen die Aerzte dringend von allen Exzessen, insonderheit vom stundenlangen *Badeunsitten.* Wasserbad ab, auch wurde vor Essen und Trinken während des Badens gewarnt, aber die Sorglosigkeit der „Kurgäste" setzte sich über diese Ermahnungen weg.

„Außig Wasser, inne Wein,
Laßt uns alle fröhlich sein" — —

das war einmal die gegebene Losung. Die Badfahrten mußten unternommen werden, kostete es, was es wollte. Besonderen Wert auf dieselben legten vornehme Frauen und heranwachsende Töchter. Ja es kam im achtzehnten Jahrhundert sehr häufig vor, daß die Braut, um jeder etwa zu befürchtenden lästigen Beschränkung durch den künftigen Ehemann vorzubeugen, sich eine alljährliche Badereise ehekontraktlich sicher stellen ließ!

Ein volkstümliches Sprüchlein jener Tage klagt:

„Der Mann schafft Tag und Nacht, badet in seinem Schweiß,
Alles die Frau verzehrt in ihrem Bad mit Fleiß."

Badfahrten-luxus.

Daß der Aufwand für einen solchen Badfahrtenluxus neben vereinzelten Stiftungen zu Gunsten armer Kranken nur von verhältnismäßig wenigen, durch Glücksgüter besonders Gesegneten bestritten werden konnte, ist selbstverständlich. Unbemittelte, die für ihre Leibes Stärkung am meisten eines Bades bedurft hätten, konnten ihr Gewerbe nicht im Stich lassen, sie mußten sich daran gewöhnen, auf solche unerschwinglichen Lebensgenüsse zu verzichten. Die breite Masse des Volkes wurde, wie im Grunde auch die Reicheren, äußerst wassersparsam, wenn nicht gar wasserscheu. Baden galt nachgerade vollständig als Luxus, als Ueppigkeit, als Zeitverschwendung.

Schwinden der Badelust.

Es schien auch bei uns in Deutschland die Badelust, welche so viele Jahrhunderte hindurch als ehrenhaft, menschlichgut und sittlichrein erachtet worden war, fast bis auf die Erinnerung entschwunden zu sein.

Der Uneingeweihte staunt diese Thatsache wie ein Räthsel an, der Verfasser hofft etwas zu dessen Lösung beigetragen und damit zugleich auf den tiefen Verfall hingewiesen zu haben, in dem wir uns mit unseren sanitären Einrichtungen bis vor kaum 40 Jahren noch befunden haben.

Rückblick auf die Leistung des Altertums.

Wenn wir berücksichtigen, daß dem Altertum vielfach die technischen Hilfsmittel fehlten, die uns zur Verfügung stehen, so werden wir gestehen müssen, daß dasselbe in Bezug auf öffentliche Bäder und Wasserversorgung der Städte geradezu Großartiges geleistet hat.

Auch die Badeeinrichtungen des Mittelalters, so kleinbürgerlich und dürftig sie waren, entsprachen doch wenigstens den dringendsten Anforderungen des täglichen Bedarfs, sie waren volkstümlich und erfreuten sich der größten Beliebtheit. In der langen Zeit aber vom Ende des siebzehnten Jahrhunderts bis in die vierziger Jahre des neunzehnten, zugleich einer Zeit tiefer politischer Erniedrigung für Deutschland, war von all dem überhaupt gar keine Spur mehr vorhanden. Noch im Jahre 1830 wurde in verschiedenen Bädern Wiens, deren Frequenz eine äußerst bescheidene war, das Wasser, gerade noch wie im Jahre 1100, aus einem Kessel in Scheffeln in die Badestube getragen: an Röhrenleitung wagte man für einen solchen Zweck noch nicht einmal zu denken.

Mittelalterliche Einrichtungen.

Tiefster Verfall.

Das Verdienst, die Anregung zum Bessern gegeben zu haben, ging von Norddeutschland oder vielmehr ursprünglich von England aus, einem Lande, das infolge seiner äußeren Verhältnisse, wie seiner seit langer Zeit geregelten Verwaltung früher in der Lage war als wir, sein Interesse den humanitären Einrichtungen zu Hebung der öffentlichen Gesundheitspflege zuzuwenden.

Spuren der Besserung.

Es war im Mai 1842, als unsere Stammesgenossen jenseits des Kanals die erste Anregung zu der heutigen, vielversprechenden Entwicklung unseres Badewesens in aller Stille und Unscheinbarkeit gaben. Es waren jene vierziger Jahre, in denen es auch in Deutschland allmälig, wenn auch in anderem Sinn, zu tagen begann und die Auferstehung des Reichs aus langer Schmach allmählig sich vorbereitete.

Weitere Fortschritte.

Während nun im alten Griechenland das Bad als ein Folgebedürfnis der für selbstverständlich gehaltenen und von jedermann betriebenen gymnastischen Uebungen Aufnahme fand und in Rom dieses Verhältnis sich dahin gestaltete, daß das Bad Selbstzweck und die Gymnastik Nebensache wurde, während endlich im Mittelalter der heil. Benedikt zum Schutzpatron des Bades wurde und fromme Sitte und religiöse Rück-

Wasch- und Badeanstalt. sichten zum Baden Anlaß gaben, stand den Einrichtungen unserer modernen, so realistischen und nüchtern gewordenen Zeit die praktische **Waschanstalt** Gevatterin. Schämen wir uns derselben nicht; sie ist ehrbar, sie hat das grundlegende Princip der Reinlichkeit wieder zu Ansehen gebracht, auf dem gut weiter bauen ist.

Erste Wasch- und Badeanstalt. Jene erste Wasch- und Badeanstalt, welche im Jahre 1842 in Liverpool entstand, fand Anklang und hatte bald darauf zwei weitere in London als Nachfolgerinnen zu verzeichnen. Die letzteren waren auf Anregung einer im Oktober 1844 unter dem Vorsitz des Lordmajors abgehaltenen Versammlung entstanden. Parlamentsakte von 1846. Die Parlamentsakte vom Jahre 1846, welche darauf Bezug hat, verleiht den Stadtgemeinden und Kirchspielen die Macht, auf Anregung von zehn Gemeindemitgliedern, d. h. vorausgesetzt, daß die Kirchspielversammlung mit zwei Drittel Majorität die Anlage einer solchen Anstalt beschlossen hat, eine Verwaltungskommission aus 3—7 Bürgern einzusetzen. Diese letztere sollte die Ausführung unter Verwendung von Steuergeldern, eventuell unter Ausschreiben von besondern Steuern oder mit Kapitalien aus den Fonds der Armenverwaltung nach bestimmten Principien leiten. Auch sollte dieselbe zum selbstständigen Ankauf des geeigneten Grundstücks lediglich unter gewisser Kontrolle des Staatsministeriums befugt sein.

Den Wasserkompagnien wird in Art. 28 eine möglichst billige Wasserlieferung anempfohlen, was einige derselben bewogen hat, das Wasser für diese Anstalten ganz umsonst herzugeben.

Weitere Entwicklung. Dieses Gesetz erwies sich als fruchtbringend. Schon im Jahre 1854 waren auf seiner Grundlage elf Anstalten entstanden. Zuerst wurden nur Wannenbäder verabreicht, alsdann aber sehr bald auch Schwimmbäder eingerichtet, und man hatte von Anfang an die Einrichtung so getroffen, daß Männer und Frauen eigene, von einander getrennte Abteilungen hatten. Von Dampfbädern glaubte man ganz absehen zu sollen. Römische Bäder waren bis 1856, in welchem Jahre das erste durch Doktor Cork in Irland (daher der Name irisch-römisches Bad) errichtet wurde, ganz unbekannt.

Die Erkenntnis der Vorteile dieser großen Badeanstalten brach sich in der öffentlichen Meinung rasch Bahn, so daß auch unabhängig von dem Gesetz allgemeine Aktienunternehmungen, Subskriptionsbäder, für welche die Kosten durch freiwillige Beiträge aufgebracht waren, und Klubbäder für besondere Gesellschaftskreise entstanden. Namentlich die letzteren, als den englischen Lebensgewohnheiten am meisten entsprechend, erfreuen sich auch heute noch besonderer Pflege.

Aktienunternehmen.

Klubbäder.

Aber auch an Schwimmbädern, die dem großen Publikum zugängig waren, und Winter wie Sommer benützt werden konnten, war bald in ganz England nirgends mehr ein Mangel. Es würde zu weit führen, des nähern auf diese Anstalten einzugehen. Genug: es entstanden nach englischer Weise eine ganze Menge Schwimmvereine (Swimming-Clubs), das Schwimmen war accreditiert; denn es war zum Sport erhoben.

Englische Schwimmbäder.

Schwimmsport.

Während nun in England die Bewegung solchermaßen in Fluß gekommen war, entstand in Deutschland im Jahre 1855 das erste nach dem Muster der englischen Wasch- und Badeanstalten errichtete volkstümliche, öffentliche Bad in Hamburg und zwar durch die opferwillige Beisteuer von Senat und Bürgerschaft. Auch diese Anstalt sollte vor allem nur den dringendsten Bedürfnissen abhelfen; sie war in diesem Sinne bahnbrechend.

Deutschland.

Hamburg.

Es folgten fast gleichzeitig auf ähnlicher Grundlage zwei Wasch- und Badeanstalten in Berlin für unbemittelte Klassen, und zwar hatten diese bereits Anfänge von Schwimmbädern aufzuweisen. Die Einrichtungen waren indessen noch von so ursprünglich einfacher Art, daß es nicht gelingen wollte, das 13 m auf 7 m große Bassin im Winter warm zu halten, die Anstalt mußte vielmehr vom 1. November bis 1. April geschlossen werden.

Berlin.

Nicht besser erging es verschiedenen anderen in jener Zeit entstandenen Schwimmbassin-Anlagen. Sie waren alle mehr

Privatunternehmungen. nur für die bemittelten Stände geschaffene Privatunternehmungen, welche der wenig sorgfältigen und allzu sparsamen Anlage wegen im Winter ganz unbenützt blieben.

Magdeburg. Obgleich das im Jahr 1860 in Magdeburg errichtete Aktienbad noch immer mit einer Waschanstalt verquickt war (— so fest hafteten die ursprünglich schützenden Eierschalen der ersten Entstehung und hinderten das Flüggewerden!), weist dasselbe doch schon einen wesentlichen Fortschritt auf. Zwar die Einrichtung blieb auch hier noch recht bescheiden. Das Schwimmbassin hat weder kontinuierlichen Zufluß noch irgend welche Brause, die Ausstattung ist dürftig, die Heizung der Halle geschieht vermittelst vier Kanonenöfen, und dennoch bewährt sich der Winterbetrieb des Bades, so daß Magdeburg wohl die erste Stadt in Deutschland ist, welche denselben durchzuführen vermochte.

Leipzig. Im Jahre 1869 entstand dann die elegantere Privatanstalt, das Sophienbad in Leipzig, welches sich durch die besondere Sorgfalt auszeichnet, die es auf Klärung des der Pleiße entnommenen Wassers verwendet.

Hannover. Die Badanstalt in Hannover, 1867 eröffnet, war die erste, welche es versuchte, etwas Universelles zu leisten, d. h. alle Arten von Bäder, auch Dampfbäder, für alle Klassen der Bevölkerung zu bieten. Die Verbindung mit einer Waschanstalt war aufgehoben; ein Winterbetrieb wurde aber auch hier nicht erreicht, da es nicht gelang, das Wasser der Bassins bei Eintritt von Frostwetter warm zu erhalten.

Der Wendepunkt des Jahres 1870. Das Jahr 1870, welches für unser ganzes deutsch-nationales Leben einen so bedeutungsvollen Wendepunkt bezeichnet und das deutsche Volksbewußtsein, sowie Wohlstand und Unternehmungslust hob, ist auch für die Entwicklung des deutschen Badewesens epochemachend gewesen.

Weitere Bäder. Es entstanden in rascher Folge 1870 das Dianabad in Leipzig, 1873 das schöne, leider nicht mit Schwimmhalle versehene Vierordtbad in Karlsruhe, 1874 das von Kyllmann & Heyden erbaute Admiralsgartenbad in Berlin, erst 1879 mit Schwimmbassin versehen, 1875 die neuen Bassinbäder in Badenweiler, die Musteranstalt Baden-Baden 1877, Heilzwecken dienend, leider ohne größeres Schwimmbad, vor allem aber die auf der Grundlage der Gemeinnützigkeit errichtete öffentliche Badeanstalt in Bremen 1877, welche lange Zeit vorbildlich blieb und es in mancher Hinsicht bis heute noch ist. Bremen.

Das Bremerbad bekundet einen wesentlichen Fortschritt dadurch, daß es zuerst in ausgiebiger Weise die Hilfsmittel moderner Wissenschaft für seine Zwecke nutzbar zu machen wußte. Die Anstalt ist mit einer zuverlässigen und ausreichenden maschinellen Einrichtung und schönen Ausstattung versehen und führt das Princip der Reinlichkeit in umfassender Weise durch.

Es folgen nun, um nur noch einige der bedeutendsten Bäder zu nennen: 1878 Dortmund mit billiger Anlage, 1882 Barmen, 1885 Köln a. Rh., 1886 Hildesheim, 1887 Elberfeld, 1888 Düsseldorf u. s. w. Es sind dies schöne Anstalten, auf die wir stolz sein dürfen, welche aber mehr oder weniger fühlbar an einem Hauptübel kranken, daran nämlich, daß sie trotz teilweise sehr bedeutenden Unterstützungen von seiten der einzelnen Städteverwaltungen vielfach Deficite aufweisen.

Das Stuttgarter Bad, 1889 eröffnet, 1893 weiter ausgebaut, ist das erste große Bad Süddeutschlands, welches auf der Grundlage der Gemeinnützigkeit errichtet wurde. In wie weit es in seiner Anlage, seinen technischen und sonstigen Einrichtungen Neues bietet, in welch besonderer Hinsicht es in die Entwicklungsgeschichte unseres im Aufschwung begriffenen Badelebens eingreift, möge der Leser aus den nachfolgenden Abschnitten entnehmen.

Robertsons Vortrag über „öffentliche Bäder."

Als im Jahre 1879 der deutsche Verein für öffentliche Gesundheitspflege seine siebente Versammlung in Stuttgart hielt, (s. S. 42) stellte Architekt Robertson aus Hamburg in einem geistvollen Vortrag über „Oeffentliche Bäder", welcher weithin belehrend und anregend wirkte, ein Sommer wie Winter benützbares Schwimmbad in den Mittelpunkt seiner Betrachtung und wies ihm für die Zukunft den ersten Platz an.

Das Schwimmbad, die deutsche Badeform.

Auch wir schließen uns dieser Auffassung in der vollen Ueberzeugung an, daß das Schwimmbad, welches eine freie, selbständige körperliche Bethätigung bedingt, vor allen andern Badeformen diejenige ist, die dem deutschen Volke, soweit es — gottlob — noch kräftig und gesund ist und bleiben will, wie dem der germanischen Rasse überhaupt am meisten entspricht.

Zum Beweis dient, wenn es überhaupt eines solchen bedarf, die rasche Aufnahme, welche das Hallen-Schwimmbad in allen germanischen Ländern sofort nach seinem ersten Auftreten gefunden hat, und die besondere Art und Weise, wie dasselbe sich je nach der Eigenart des Landes in England, in Norwegen, Dänemark, vor allem in Schweden, wo das gesamte Badewesen überhaupt in hoher Blüte steht, ausgebildet hat, das beweist endlich die Volkstümlichkeit unserer deutschen Schwimmhallen.

Romanische und slavische Länder.

Diese lebhaft vorwärtsstrebende Bewegung blieb auf die romanischen und slavischen Länder ohne irgend nennenswerten Einfluß. In Spanien und Italien liegt das Badewesen noch ganz im Argen.

Italien.

Italien hat außer den von der Natur gebotenen Fluß-, See- und Meerbädern, deren Vorhandensein indessen die alten Römer keineswegs abgehalten hat, ihre prächtigen Bäder zu schaffen, so gut wie nichts für die Förderung des Badewesens gethan.

Frankreich.

In Frankreich wurde zwar für die Weltstadt Paris ein Versuch mit Schwimmbädern gemacht, derselbe fand aber so wenig Anklang, daß die schönen, für diesen Zweck erbauten Hallen wieder geschlossen wurden oder, wie das bei dem Ollerschen Etablissement in der Rue St. Honoré der Fall ist, während des größten Teiles des Jahres andern Zwecken dienen müssen. Statt des Bades erwarten den Besuchenden dort allabendliche Zirkus-Vorstellungen mit prächtigen Wassertournieren. Wir finden in Frankreich nur warmes Wasserbad, sowie Heißluft- und Dampfbäder im Betriebe. Zudem sind dies stets Privatunternehmungen, welche die verschiedensten Nebenzwecke verfolgen und sich, wie z. B. „Le Haman“ in Paris, weniger durch die Vortrefflichkeit der Einrichtungen an sich, als durch deren größte Eleganz auszeichnen. Das eigentliche Volk hat keinen Teil an diesen Bädern; denn der hohe Eintrittspreis schließt ganz von selbst jedweden aus, der nicht über ziemlich bedeutende Mittel zu verfügen hat. Alles, was dem Unbemittelten geboten wird, sind die in größeren Städten hie und da billig gespendeten Duschenbäder, welche aber auch nicht imstande sind, selbst dem dringendsten Bedürfnis zu genügen, da deren Verbreitung keine allgemeine ist.

Rußland. Da steht es in Rußland besser. Dort steht in Dörfern und kleinen Städten der vorsorglich schon etwas geräumiger konstruierte Backofen für jedermann behufs Erzielung eines leicht erreichbaren billigen Schwitzbades zur Verfügung. Oder man erzeugt in engem Raume, gleichwie in den Badestuben des deutschen Mittelalters durch Wasser, das auf heiße Steine geschüttet wird, ausgiebigen Dampf, wäscht sich nach dem Schwitzbad in heißem Wasser und wälzt sich dann, auch mit Umgehung der Prozedur des vorherigen Waschens direkt aus dem Backofen oder Dampf kommend, im eisigen Schnee! Jeder Russe, auch der ärmste, ist gewöhnt, wenigstens einmal wöchentlich ein solches Schwitzbad zu nehmen. In den Städten sind die Badeanstalten natürlich weniger ursprünglich, teilweise sogar sehr elegant, aber auch hier lediglich Erwerbsunternehmungen hauptsächlich für reichere Leute bestimmt.

Japan. Volksbäder ganz eigener Art finden wir in einem uns durch die mannigfachsten Beziehungen trotz räumlicher Entfernung nahe gerückten Lande, in Japan, mit seinen 40,718,677 Einwohnern nach der jüngsten Volkszählung. Der Verfasser erlaubt sich hier etwas eingehender auf die Badesitten dieses hochbegabten Volkes einzugehen, weil dieselben erstlich von den unsern stark abweichen und weniger bekannt sein dürften, und weil die japanischen Bäder von allen uns bekannten der ganzen Erde unstreitig diejenigen sind, welche die größte Frequenz aufzuweisen haben. Die Japaner baden nämlich wohl von allen heutigen Völkern am häufigsten. Wer es irgend möglich machen kann, badet täglich. Gelegenheit dazu ist in den ebenso zahlreichen als billigen Badehäusern reichlich geboten. Die Hauptstadt Tokio allein zählt etwas über tausend solcher Badeanstalten, die zusammen täglich von 300—400,000 Personen benutzt werden, eine Frequenz, hinter der sogar die des Stuttgarter Schwimmbades zurückbleibt! Die Zeit liegt nicht lange hinter uns, da beide Geschlechter noch zusammen badeten; jetzt sind auch hier die Räume für Männer und Frauen vollständig getrennt.

Tokio.

Die Temperatur der Bäder ist nach unseren Begriffen eine außerordentlich hohe, nämlich 44 bis 45° Celsius. Unser Landsmann, Herr Professor Dr. E. Bälz in Tokio, dessen Güte wir unsere Mitteilungen im wesentlichen verdanken, versichert aber, wie er dies auch in seinen Vorträgen auseinandersetzt, daß ein solches heißes Bad nicht verweichliche, und daß man sich mit oder ohne kalte nachherige Uebergießung, welche dem Belieben eines jeden anheimgegeben bleibt, nicht erkälte, falls nur das Bad wirklich heiß genug gewesen sei.

Es ist gewiß interessant, die dortigen Einrichtungen und Bademethoden näher kennen zu lernen.

Japanisches Badehaus.*

Das Badehaus ist ein dem Klima entsprechender leichter Holzbau mit Papierfenstern, die eine reichliche Ventilation ermöglichen. Am Eingang innen im Zimmer sitzt auf einem erhöhten Platz der Kassier oder die Kassiererin, an welche man ein Badegeld von 2 bis 3 Pfennig zu entrichten hat. Die Badenden legen ihre Kleider im Vorraum ab, der eine große Anzahl von Fächern an der Wand hat, je ein Fach für einen Badenden. Der eigentliche Baderaum

---

*Nebenstehende Darstellung eines Japanischen Volksbades ist einem auf Stoff gemalten Bild entnommen, welches Professor Bälz dem Verfasser unter der Bedingung zur Verfügung stellte, daß das Original nach Benützung für dieses Buch dem württembergischen Handelsgewerbe-Museum einverleibt werde. Dies Bildchen selbst ist von einem der ersten Maler Japans ausgeführt.

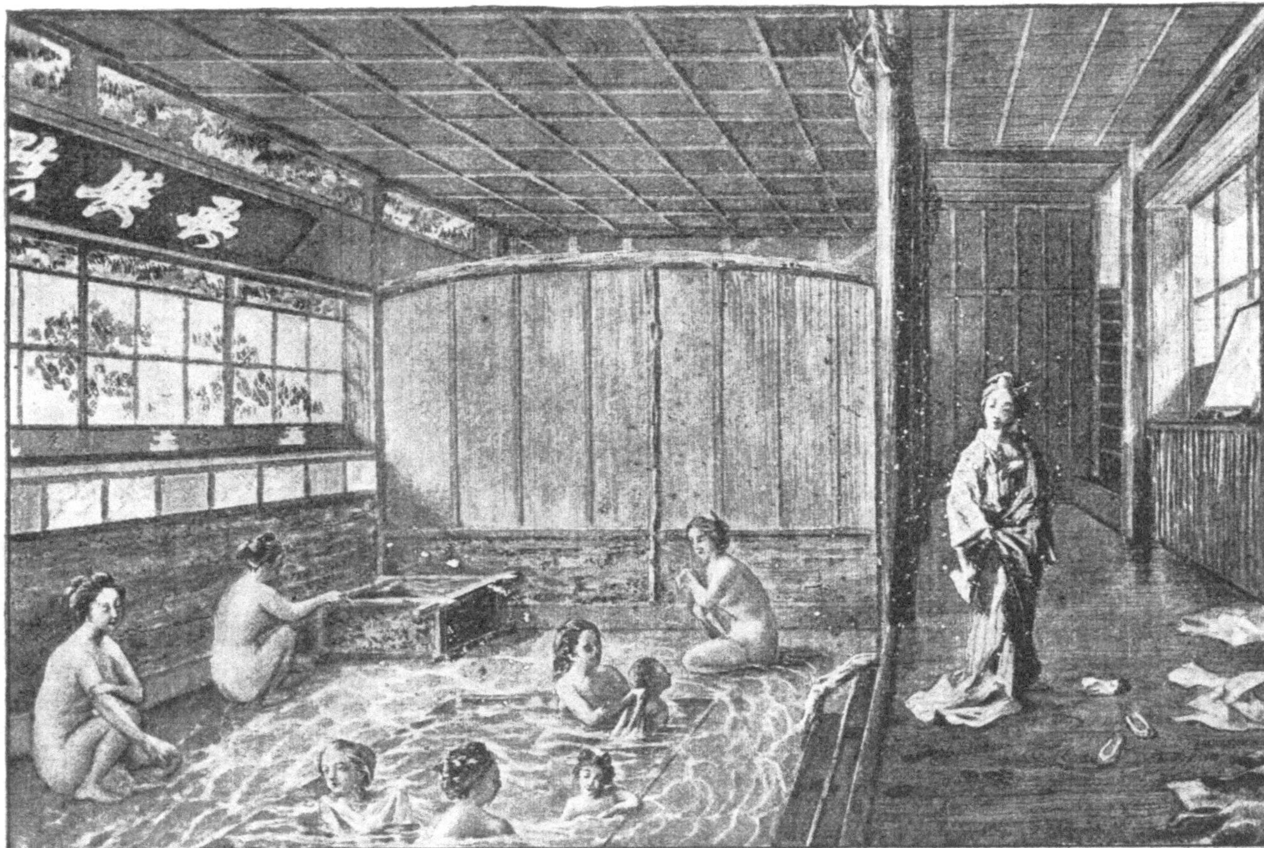

Frauenbad in Japan.

ist ein meist mit Wasserdunst gesättigtes, ziemlich warmes Zimmer. Das Bade-Bassin selbst ist verhältnismäßig sehr klein, wie aus der beifolgenden Zeichnung zu ersehen ist. Doch faßt es, da die Menschen sich sehr dicht zusammendrängen, 6 bis 8 oder selbst mehr Personen zu gleicher Zeit. Eine größere Verunreinigung des Wassers wird durch eine besondere Maßregel verhütet. Ein jeder Badende übergießt sich, ehe er ins Bad steigt, mit heißem Wasser, das er mit einem der zahlreichen bereitstehenden Kübel schöpft, und wäscht zunächst Achselhöhle und überhaupt die Körperteile, wo sich Schmutz und Schweiß leicht ansammeln. Dann erst darf er ins Bad einsteigen. Hier bleibt er je nach Neigung 2 bis 10 Minuten, bis die Haut sich gerötet hat und er ein Hitzegefühl im Kopf bemerkt. Nun steigt er heraus und wäscht sich gründlich mit heißem Wasser und Seife oder mit Bimsstein. Er kann sich auch durch den Badediener abwaschen lassen, der dafür 4 bis 8 Pfennig bekommt. Im Bade selbst darf sich niemand waschen. Nach dem Waschen und nach nochmaliger Uebergießung steigt man noch einmal für 1 bis 2 Minuten ins heiße Wasser, und damit erst ist das Bad beendigt.

Durch beständigen langsamen Zufluß oder durch Zugießen wird das Wasser im Bassin auf derselben Temperatur erhalten. Neben oder über dem Badezimmer ist ein Raum zum Ausruhen und Theetrinken, für dessen Benützung wiederum ein kleines Entgelt bezahlt wird.

Durch das heiße Bad wird nach dem Verlassen des Wassers ein reichlicher, auch im Sommer angenehmer Schweiß hervorgerufen. Durch das heiße Bad wird ferner die Blutwärme für ¼ bis 1 oder selbst 2 Stunden bedeutend gesteigert. Während dieser Zeit fühlt sich der Mensch auch im Winter ohne Heizung behaglich erwärmt. Dies ist für die ärmeren Klassen in Japan von großer Bedeutung, da sie sich für wenige Pfennig auf diese Weise nicht bloß den Genuß des Bades und der Reinigung, sondern auch ein behagliches Wärmegefühl verschaffen können.

Der billige Preis der Bäder erklärt sich durch den Umstand, daß das dortige milde Klima ganz leichte und billige Holzbauten zuläßt. Dazu kommt, daß es keiner kostspieligen Heizeinrichtungen bedarf, da das Wasser schon in heißer Temperatur aus der Erde kommt.

Ergebnisse und Schlußfolgerungen.

Wir sehen, daß zu allen Zeiten und bei allen Völkern, teils ausschließlich, teils neben dem kalten Flußbad das warme Wasserbad, das Schwitzbad in irgend einer Form zur Anwendung kam. Wir sehen, daß das Bad in fließenden Gewässern in keinem Klima, geschweige denn in dem unsern und zu keiner Zeit, selbst damals nicht, als das Wasser, in dem man badete, noch von unverfälschter Güte war und nicht, wie heutzutage, so vielfach durch das Abwasser unserer Städte mit ihren Industrieanlagen thatsächlich starken Verunreinigungen ausgesetzt ist, für sich allein genügen konnte.

Wenn wir also in unseren modernen Bädern auf diejenigen Badeprozeduren zurückkommen, welche sich am meisten bewährt haben, und dieselben nach unserer hygienisch gereifteren Einsicht mit Zuhilfenahme vorgeschrittener technischer Erkenntnis zu verbessern bestrebt sind, so ist dies nicht nur unser Recht, sondern wir erfüllen damit geradezu eine humanitäre Pflicht.

Was wir erstreben, ist nicht eine Verweichlichung im Sinne des Südländers, der den eigentlichen Lebensgenuß in behaglicher, möglichst müheloser Passivität sucht. Wir haben gesehen, daß es selbst in Sparta dem höchstgespanntesten Abhärtungssystem nicht gelang, alle Schäden, denen unsere Gesundheit, sei's durch Uebermüdung, Ueberanstrengung oder Erkältung ausgesetzt ist, ohne künstliche Mittel zu überwinden. Allen, die eines solchen Ausgleiches zur Erhaltung ihres Wohlbefindens, zur Kräftigung ihrer Gesundheit bedürfen, bieten wir in unseren warmen Heißluft- und Dampfbädern das immerhin naturgemäßeste Mittel dazu. Wessen sich die spartanischen Heldensöhne nicht schämten, dürfte doch wohl unserer Neuzeit auch erlaubt und zu empfehlen sein.

Aber so sehr wir auch bemüht sind, diese Badeformen in ihr altes unbestreitbares Recht einzusetzen und ihnen die entsprechendste, die zweckdienlichste schöne Form zu schaffen, unser Hauptaugenmerk, der eigentliche Kern und Mittelpunkt unserer Anstalten, bleibt doch die Errungenschaft unserer neuesten Zeit, das aus ihren eigensten Bedürfnissen herausgewachsene, durch moderne Kunst und Wissenschaft ermöglichte, Winter wie Sommer vor aller Unbill unseres nordischen Klimas geschützte **Schwimmbad**. Das Schwimmbad mit seinen weiten, hohen luftigen Hallen ermöglicht es allein, dem Volke — Reich wie Arm — gegen billiges Entgelt das zu bieten, dessen unsere Zeit mehr als eine andere bedarf.

Die Anforderungen eines gesteigerten Kulturlebens an die Spannkraft unserer Nerven, an die Zähigkeit unserer Ausdauer, an die Hingabe der ganzen Person im Ernste des Berufslebens werden uns immer mehr und mehr darauf hinführen müssen, unsere körperliche Ausbildung mit jenen Anforderungen in Einklang zu bringen und durch die Inanspruchnahme natürlichen Lebensgenusses einen Ausgleich zu suchen.

Einen Teil der erforderlichen körperlichen Ausbildung gewährt dem männlichen Geschlecht während einiger Jahre der Turnunterricht und der Waffendienst, während unsere Mädchen und Frauen fast ganz unberücksichtigt bleiben. Das Schwimmbad ist vor allem berufen, hier eine Lücke auszufüllen. Es bietet Jung wie Alt, Mann und Weib die erforderliche regelmäßige Leibesübung, Reinigung und Erfrischung im kühlen Wasserbad, Schulung des Leibes zu körperlicher Kraftleistung und Ausdauer und damit zugleich eine Fülle natürlichsten unschuldigsten Lebensgenusses. Wie ein Hauptreiz für uns bei fröhlichem Wandern über Gebirg und Thal gerade darin beruht, daß der Genuß durch Anstrengung erkauft werden muß, und wir nach unserer nordisch germanischen Art von jeher gerade auf dieses ethische Moment einen hohen Wert legten, so bildet die Devise, welche unserem Schwimmbad gebührt, „In der Anstrengung liegt der Genuß" oder „Kein Genuß ohne Anstrengung", gerade dessen volkstümliche große Anziehungskraft.

Unsere Zeit genießt den Vorteil, daß ihr die Quellen aufgeschlossen vorliegen, aus den Erfahrungen aller Jahrhunderte zu schöpfen. Dieselben zu unserem Nutz und Frommen zu verwerten ist unser Recht, sie weiter zu führen ist unsere Pflicht. Unsere modernen Badeanstalten wollen individualisieren und jedem bieten, was er für sich am zweckdienlichsten erachtet, unserem deutschen Volke aber

das deutsche Schwimmbad!

Das Stuttgarter Schwimmbad und seine Entstehungsgeschichte.

Stand der Frage vor dem Jahre 1879.

Der Gedanke, ein größeres Bad in Stuttgart zu errichten, ist schon zu verschiedenenmalen seit 1879, da die Versammlung des „Deutschen Vereines für öffentliche Gesundheitspflege" am 17. September hier tagte und auch dieses Thema einer eingehenden Besprechung würdigte, bei uns aufgetaucht und mannigfachen Prüfungen unterzogen worden.

Damals freilich war zu einer solchen Unternehmung kein Mut vorhanden, und späterhin scheiterte die Sache an der Platzfrage, deren Lösung in Stuttgart immer schwieriger wurde, sowie an den Bedenken bezüglich der Aufbringung des nötigen Kapitals. Auch erhob sich die besorgte Frage, ob genügendes Wasser zu finden sei.

Näher schon glaubte man der Erreichung des Zieles zu sein, als anfangs der achtziger Jahre von einem Spender, der unbekannt bleiben wollte, 200,000 Mark zu unserem Zwecke gestiftet werden sollten. Aber auch jetzt zerschellte der Plan an den obigen Schwierigkeiten, und jene 200,000 Mark gingen als Schenkung ein für allemal dem Badeunternehmen verloren, wenn dieselben auch für andere gemeinnützige Zwecke in dankenswerter Weise verwendet wurden.

Während nun bei uns diese Angelegenheit wieder ganz von der Bildfläche verschwunden schien, rührten sich allerwärts, am Rhein, in Westfalen, in Sachsen verwandte Bestrebungen, und viel kleinere Städte als Stuttgart gestatteten sich die Wohlthat eines großen öffentlichen Bades.

Diese Anstalten waren zum Teil aus städtischer Initiative hervorgegangen, teils lagen bedeutende Stiftungen vor, wie z. B. in Bremen 389,000 Mark von seiten der Bremer Sparkasse, teils waren sie das Ergebnis angestrengter Bemühungen einzelner Personen. Alle diese Bäder aber wurden trotz Vorurteilen und Zweifeln an ihrer Prosperität, sofern sie wirklich nach den neuesten Grundsätzen rationeller Einrichtung erstellt waren, gar bald auf das ausgiebigste benützt und erfreuen sich heute der größten Beliebtheit beim Publikum.

Durch solche Vorgänge angeregt und von dem Wunsche getragen, einer gemeinnützigen Sache mit seiner Erfahrung zu dienen, entschloß sich der Verfasser, zugleich aufgemuntert und unterstützt durch das Interesse weniger Freunde, diese Angelegenheit in die Hand zu nehmen. Im Vertrauen auf den tüchtigen Sinn seiner Mitbürger trat er mit einem vorläufigen Plane, sowie einem Finanzvoranschlag zur Aufbringung der nötigen Geldmittel am 25. Februar 1886 zum erstenmale vor die Oeffentlichkeit. Erstes Vorgehen.

Die Einladung zu einer ersten Versammlung war an eine Anzahl maßgebender Persönlichkeiten Stuttgarts ergangen. Diese konstituierte sich nach vielfachen Verhandlungen zu einem Ausschuß von 26 Mitgliedern. Am 20. März 1886 erging der erste Aufruf an die Bürgerschaft unter Mitteilung des Finanzplanes, wonach zur Zeichnung von Aktien, dreiprozentigen Schuldscheinen, Schenkungen und Badeberechtigungsscheinen aufgefordert wurde. Vorversammlung.

Die Gründung einer Aktiengesellschaft lag durchaus nicht im ursprünglichen Plane, sie wurde vielmehr der Gesellschaft als einzige gesetzliche Möglichkeit zur Erreichung des beabsichtigten Zweckes aufgedrängt. Es handelt sich hier offenbar um eine Lücke in unserer Gesetzgebung, die alle auf dem Wege der Subskription zu stande kommenden gemeinnützigen Unternehmungen, bei denen sich die Zeichner mit einer geringen Verzinsung ihres Kapitals — und auch das letztere nur für Aktiengesellschaft.

den Fall der Prosperität — begnügen, mit Erwerbsunternehmungen lediglich privater Natur zusammenwirft. Die Unbekanntschaft mit dieser Sachlage hat zu manchen Mißverständnissen im Publikum Anlaß gegeben, abgesehen von den Schwierigkeiten, die durch alle jene gegenüber zweifelhaften Aktienunternehmungen vorgesehenen gesetzlichen Förmlichkeiten hervorgerufen worden sind. Dieselben passen eben auf gemeinnützige Veranstaltungen, wie die vorliegende, nicht und erschweren häufig deren Zustandekommen, während es doch im Interesse der Gemeinden und des Staates liegen dürfte, solchen freiwilligen Bethätigungen eines opferwilligen Bürgersinnes auf jede Weise Vorschub zu leisten. Es wird sicherlich nur einer ernsten Prüfung bedürfen, um in maßgebenden Kreisen den Wunsch und den Willen wachzurufen, in dieser Richtung Wandel zu schaffen.

Zur Ehre unserer Mitbürger sei es gesagt, daß bereits innerhalb weniger Monate nahe an 100,000 Mark für unsere Bestrebungen aufgebracht waren.

Gegenströmungen.

Die Sache war im vollen Fluß, als sich, wie ja meist bei solchen Gelegenheiten, Kirchturmsinteressen breit machten. Obgleich man vor Jahren in öffentlichen Versammlungen gegen die Errichtung einer größeren Badeanstalt in gewissen Stadtteilen entschieden Verwahrung eingelegt hatte, wollte jetzt jedermann das Bad in seiner nächsten Nähe haben. Vor allem war es die Feuerseegegend, welche diesen Anspruch erheben zu dürfen glaubte. Da unser Bad möglichst im Mittelpunkt der Stadt, unweit des Bahnhofes, in der Nähe der größeren Schulen u. s. w. geplant war, so bildete die Feuerseegegend ein zweites Komite zur Gründung eines Schwimmbades und trat am 10. April 1886 ebenfalls mit einer Aufforderung an die Bürgerschaft und mit einem Finanzplan hervor; die Stadt sah sich dem Kuriosum gegenüber, daß, während bisher Abneigung gegen Errichtung eines Bades überhaupt geherrscht hatte, nunmehr plötzlich zwei, ja drei und vier Bäder erbaut werden sollten.

Dieser Zustand der Dinge war — es ist nicht zu leugnen — schwer betrübend, und der schöne Anfang schien abermals im Sande verlaufen zu sollen.

Das Programm, von dem der Verfasser und mit ihm die für seinen Plan bereits gewonnenen Freunde nicht abgehen zu können erklärten, machte die Errichtung eines großen schönen Hallen-Schwimmbades, nach den neuesten Erfahrungen konstruiert, zur Grundbedingung. Der Verfasser schlug dafür die jetzige Baustelle als die in jeder Hinsicht günstigste und preiswürdigste vor.

Das Feuersee-Komite dagegen bestand auf Errichtung mehrerer kleinerer Badeanstalten bezw. eines kleinen Schwimmbads in der Feuerseegegend und empfahl hiefür eine ziemlich entlegene Baustelle als die geeignetste.

Kompromiß.

Diese sich widerstrebenden Absichten und Ansichten schienen eine Zeit lang ganz unversöhnbar, bis endlich auf einsichtige Anregung seitens wohldenkender Elemente, wobei Oberbürgermeister Dr. v. Hack voranging, schließlich eine Art Kompromiß zu stande gebracht werden konnte. Am 2. Dezember 1886 kam es nach vorangegangenen gemeinsamen Beratungen beider Komites in einer ersten konstituierenden Generalversammlung, in welcher der Verfasser eingehend seinen Standpunkt vertrat und seine Grundsätze entwickelte, zu dem erwünschten Ausgleich. Die geplante Aktiengesellschaft trat ins Leben, wenn gleich die Vereinigung beider Komites nur dadurch erreicht worden war, daß gegen jede bessere Ueberzeugung lediglich zur Vermeidung weiterer Uneinigkeiten beschlossen wurde, gleichzeitig zwei Bäder, eines im Mittelpunkt der Stadt und ein solches am Feuersee zu erbauen. Damit war ein gemeinsames Vorgehen gesichert, und die bereits ins Stocken geratene Bewegung kam wieder in neuen Fluß.

Konstituierende Generalversammlung.

Die Aktiengesellschaft tritt ins Leben.

Schließliche Einigung.

Das Vertrauen auf das Unternehmen wuchs, besonders als unser höchstseliger König Karl sich huldvollst an demselben mit 10,000 Mark beteiligte und damit ein allseitig anregendes Beispiel gab. Im Februar 1887 hatten die Zeichnungen die

Summe von 195,000 Mark erreicht, das Aeußerste, was vorerst erwartet werden konnte. Es mußte nunmehr der Frage praktisch näher getreten werden, wie denn mit dieser Summe zwei Bäder gleichzeitig erbaut werden sollten. Je gründlicher man inzwischen die Pläne durchgearbeitet hatte, desto lebhafter mußte man sich überzeugen, daß durch eine solche Zersplitterung der vorhandenen Mittel eine große, zeitgemäße Anstalt weder an der einen, noch an der andern Stelle zu ermöglichen sei. Selbst unsere ursprünglichen Gegner konnten sich dieser Ueberzeugung ferner nicht verschließen. Wenn es nun gleich an Kämpfen aller Art und unerquicklicher Zeitungspolemik nicht fehlte, so brach sich doch immer mehr und mehr die gesunde Ansicht Bahn, daß es ein Unding wäre, ohne irgend welchen Vorgang zwei Bäder auf einmal errichten zu wollen, und daß das einzig Richtige darin bestehe, vorerst mit der Erbauung eines großen Bades zu beginnen, welches, im Mittelpunkt der Stadt gelegen, allen billigen Ansprüchen sicherlich am besten gerecht werden würde. Ganz von selbst vollzog sich diese glückliche Wandlung, so daß in der außerordentlichen Generalversammlung im Juni 1887 diese Ansicht mit großer Stimmenmehrheit zum Beschluß erhoben wurde.

Generalversammlung 1887.

Definitive Pläne.

Nunmehr konnten die Herren Wittmann und Stahl, welche bereits früher die ersten provisorischen Pläne geliefert hatten, mit der definitiven Ausarbeitung derselben beauftragt und der jetzige Platz bei der Liederhalle fest angekauft werden.

Herr Architekt Wittmann und Herr Baurat Zobel (letzterer als sachverständiges und opferbereites Mitglied unseres Aufsichtsrates) wurden mit einer Reise nach den wichtigsten Bädern Deutschlands betraut, und das Ergebnis ihrer Studien ist unserer Anstalt wesentlich zu gut gekommen.

Auswahl des Planes.

Es konnten der Bauabteilung bald zehn verschiedene Pläne zur Auswahl vorgelegt werden, von denen nach eingehender Beratung derjenige den Vorzug erhielt, welcher bei Befriedigung der nächsten dringendsten Bedürfnisse noch eine weitere Entwicklung der Anstalt bezw. die Errichtung eines zweiten Schwimmbassins für Frauen, sowie von Dampfbädern offen ließ.

Daß eine solche Entwicklung wirklich notwendig werden würde, daran glaubte freilich außer dem Verfasser damals fast noch niemand.

Schwierigkeiten jeder Art stellten sich dem Unternehmen neuerdings entgegen. Unsere, teils wegen thatsächlichen Mangels an besserer Auswahl, teils aus Sparsamkeitsgründen erworbene Baustelle bot schon durch ihre Situation als Hinterplatz mannigfache Unzuträglichkeiten, unter denen die Auseinandersetzung mit den Nachbarn nicht die geringste war. Auch hier war es unser Bestreben, eine friedliche Ausgleichung der Interessen zu finden.

Neue Schwierigkeiten.

Die große Verantwortlichkeit, welcher wir uns in Bezug auf die Verwendung der aus allen Kreisen zusammengebrachten Mittel bewußt waren, die Sorge, bei der noch nicht abgeschlossenen Erfahrung überall das Richtige, insbesondere in Beziehung auf die so komplizierte und kostspielige maschinelle Einrichtung zu treffen, erforderte manche Stunden ernstester Erwägung. Eingehende Kostenvoranschläge wurden gemacht, und erst als alle Einzelpläne vorlagen, am 15. Mai 1888, konnte der Bau wirklich in Angriff genommen werden. Sämtliche Arbeiten sowohl zu diesem ersten, wie zu unserem Erweiterungsbau wurden auf dem Wege der Konkurrenz vergeben. Die meisten Arbeiten übernahmen Stuttgarter Geschäftsleute, die maschinelle Einrichtung, jedoch mit Ausnahme der Dampfkessel und Wasserbecken, die Firma Rietschel und Henneberg in Berlin und Dresden. Diese Fabrikanten hatten die wichtigsten Bäder, so diejenigen zu Bremen, Barmen, Elberfeld u. s. w. erbaut und konnten also dank ihrer großen Erfahrung auf diesem Gebiete die rationellsten Projekte vorlegen. Uebrigens wurden zur Ausführung selbst meist einheimische Kräfte verwendet.

Ernste Erwägungen.

Uebertragung der Bauten.

Wenn nun auch das Unternehmen finanziell gesichert dastand, so vermochte sich der Verfasser dabei doch noch nicht zu

Vorkehrungen für die Neubauten.

beruhigen. Er hielt es vielmehr für seine Pflicht, für die Aufbringung weiterer Mittel, sei es zu künftiger Herabminderung der aufzunehmenden Hypothek oder zum Zweck besserer Ausstattung der Anstalt rastlos weiter zu arbeiten.

Landesherrliche Förderung.

Auch in jener Zeit mühevollen Ringens, wo noch keine sichtbaren Ergebnisse zu Tage traten, wurde dem Verfasser eine wertvolle moralische Unterstützung durch die huldvolle Teilnahme Sr. Majestät des höchstseligen Königs Karl, welcher die Gnade hatte, denselben bei einer Reise durch Friedrichshafen zur Audienz zu befehlen. S. Majestät erkundigte sich auf das eingehendste nach dem Stand des Unternehmens, äußerte seine Freude über das Wiederaufwachen der Badelust in Württemberg, da dasselbe ja im Mittelalter hinter keinem Lande in dieser Beziehung zurückgestanden sei, wünschte, daß die Anstalt auch für andere Städte des Landes anregend wirken möge (Heilbronn beschäftigte sich schon damals mit einem Badeprojekt) und erteilte in landesväterlich fürsorglicher Weise fördernde Aufmunterung und praktischen Rat.

Wir halten es für eine Pflicht der Dankbarkeit, an dieser Stelle auszusprechen, daß sowohl die pekuniäre Beteiligung Sr. Majestät als auch die durch jene Audienz dem Unternehmen bewiesene Allerhöchste Teilnahme von wesentlich förderndem Einfluß war und dem Verfasser manche vorher verschlossen gebliebene Thüre geöffnet hat, so daß es ihm möglich wurde, in jener Zeit noch nachträglich weitere 52,000 Mark aufzutreiben und damit dem Hause eine weit bessere Ausstattung zu geben als dies sonst thunlich gewesen wäre.

Insbesondere wurde die Schwimmhalle mit einem soliden Holzplafond versehen, sowie elektrische Beleuchtung eingerichtet.

Einweihung.

Am 22. Juli 1889 wurde die Anstalt in Gegenwart Ihrer Kgl. Hoheiten des Prinzen und der Prinzessin Wilhelm, unseres jetzigen erhabenen Königspaares, sowie des Ministers des Innern und anderer hoher Gönner feierlich eröffnet und am 26. Juli der allgemeinen Benützung übergeben.

Ließ sich schon während der Besichtigungstage von der großen Befriedigung berichten, welche allerwärts sowohl der zweckmäßigen Anordnung, wie der soliden, schönen Ausstattung und sämtlichen Einrichtungen zu Teil wurde, so bestätigten sich diese Urteile erst recht durch die Praxis in der ganz außerordentlich starken Benützung von seiten des badenden Publikums. Wer in solchen Dingen Blick hat, konnte nach wenigen Wochen bereits über den Erfolg des Unternehmens nicht mehr im Zweifel sein. Eindruck und Erfolg.

Als der Verfasser im Jahre 1886 in der konstituierenden Versammlung bei einer mutmaßlichen Vorberechnung der Bäder-Frequenz von 86,000 für das Jahr sprach, wurde sein Urteil mitleidig belächelt. In der ersten Bilanz für 5 Monate und 10 Tage im Jahre 1889 konnte von einem Ergebnis von 115,554 Bädern berichtet werden! Im Jahre 1890 steigerte sich die Zahl der abgegebenen Bäder auf rund 296,000, so daß schon damals die Notwendigkeit einer Erweiterung der Badeanstalt ins Auge gefaßt werden mußte. Frequenz.

In der Generalversammlung vom 23. Februar 1891 konnte die hocherfreuliche Mitteilung gemacht werden, daß es gelungen sei, durch Erwerbung des angrenzenden Krämer'schen Anwesens das Areal der Badegesellschaft in einer Weise abzurunden, daß die fernere Entwicklung der Anstalt gesichert schien. Die Gesellschaft verfügt jetzt über einen Baugrund von 33 a 64 qm, also über einen Morgen Grundfläche, und — was die Hauptsache ist — sie rückte durch den neuen Ankauf aus ihrer Hinterplatzstellung in die Fronte der Büchsenstraße ein. Inzwischen steigerte sich die Frequenz im Jahre 1891 auf 320,603 Bäder. Generalversammlung 1891.

Die Inangriffnahme der Neubauten wurde beschlossen, und den Architekten Wittmann und Stahl der Auftrag zur Ausarbeitung der Pläne erteilt. Während nun diese Herren unermüdlich damit beschäftigt waren, die ihnen übertragene schwierige Aufgabe durchzuarbeiten und einer befriedigenden Lösung entgegen zu führen, besuchte der Ver- Neubau.

fasser auf einer mehrwöchentlichen Reise wiederholt die wichtigsten Städte Deutschlands, deren Bäder, Spitäler und andere hygienische Anstalten, um die gesammelten Erfahrungen für das heimische Unternehmen fruchtbar zu machen.

Erster Spatenstich. Am 21. März 1892 wurde der erste Spatenstich zum Neubau gethan. Die große Schwierigkeit, die sich uns hemmend in den Weg stellte, war die mehr als schlechte Beschaffenheit des Bauuntergrundes. (Befand sich doch vor Zeiten an derselben Stelle, wo jetzt unsere Gebäude errichtet sind, der See vor dem Büchsenthor, von dem unser vaterländischer Dichter Eduard Möricke in seinem Märchen: „Das Stuttgarter Hutzelmännlein“ so Merkwürdiges zu erzählen weiß.) Unter diesen Umständen blieb nichts anderes übrig, als mit peinlichster Sorgfalt zu verfahren, möglichst tief auszugraben und ein zweites Untergeschoß mit hohen Pfeilern zu erstellen. Welche bedeutende Dimensionen der Bau mit seinen zwei Unter- und zwei Obergeschoßen angenommen hat, geht aus dem „Führer durch das Haus“ in allen Einzelheiten hervor. Um neue Erfahrungen speziell über die Errichtung von Dampfbädern zu gewinnen, hat der Verfasser während des Baues noch eine weitere Reise nach Oesterreich zur Besichtigung der dortigen Badeanstalten unternommen und davon besonders für die zweckdienliche Ausstattung der Innenräume wesentlichen Nutzen gezogen. Erfreulich wirkte bei all diesen Mühen und Sorgen die weitere Beteiligung unseres Königspaares mit 15,000 Mark, sowie die Bekanntgabe der Badefrequenz für das Jahr 1892, welche auf 340,000 Bäder gestiegen war. Speziell die Dampfbäderbenützung ergab eine Steigerung vom Jahre 1890 mit 4763 auf 9137 im Jahre 1892.

Ausdehnung des Baues.

Königliche Huldbezeugung. Bevor der Bau thatsächlich in Angriff genommen war, wurde dem Verfasser die hohe Ehre einer Audienz bei seiner Majestät dem König zu teil, welcher das gnädigste Wohlwollen, mit dem bereits der höchstselige König Karl unserem Unternehmen huldvollst nahe gestanden war, zu dem Seinigen zu machen die Gnade hatte. Seine Majestät ließen sich die Baupläne eingehend klarlegen und gaben Ihrer Befriedigung über dieselben, sowie Ihrer Freude über das Emporblühen der Anstalt in aufmunternder Weise Ausdruck und wünschten zu weiteren Erfolgen im voraus Glück.

Möge dieser königliche Wunsch in Erfüllung gehen und zu Ehren, zu Nutz und Frommen für Land und Stadt unsere Stuttgarter Badeanstalt fröhlich gedeihen und segensreich weiter wirken!

Unsere Erfahrungen.

Anregungen. Bei seinen Bemühungen um Errichtung des Stuttgarter Bades sind dem Verfasser von Seiten einer ganzen Reihe anderer Anstalten so viel freundliche Winke, Ratschläge und Anregungen zu Teil geworden, daß er es für eine Dankespflicht hält, nun auch an seinem Teile die gewonnenen Erfahrungen zu veröffentlichen in der Hoffnung, damit Gemeinden sowohl, wie Privatpersonen Mut zu machen, für die Sache des Badewesens einzutreten. Gehört doch die Gründung öffentlicher Bäder auf der breiten Grundlage der Gemeinnützigkeit zu den lohnendsten und schönsten Aufgaben, die wir uns im Interesse des öffentlichen Wohles stellen können. Daß es freilich, wie die Verhältnisse in unseren Städten und Gemeinden noch vielfach liegen, ohne mancherlei Schwierigkeiten nicht abzugehen pflegt, wenn ein solches Unternehmen verwirklicht werden soll, ist eine Erfahrung, welche niemandem erspart bleiben wird, der an diese Sache ernstlich herantritt.

Schwierigkeiten. Kleinmut und Indifferenz, die am liebsten alles beim alten ließen, Eigennutz und Ehrgeiz, welche sich bei allen menschlichen Unternehmungen geltend zu machen suchen, an und für sich ehrenhafte Sparsamkeitsrücksichten, die indessen nur allzu oft zu engherziger Kleinlichkeit verleiten, — all dies und manch anderes ist zu überwinden, klar zu legen und auszugleichen. Ja, und wähnt man sich endlich am Ziele, soll nunmehr der eigentlichen Ausführung näher getreten werden, dann machen sich erst recht die widersprechendsten Ansichten breit und bestätigen das Goethe'sche Wort, daß die Menschen wohl über die Zwecke einig werden, viel seltener aber über die Mittel, dahin zu gelangen.

Vorgänge.

Bei solcher Sachlage wird es dann wertvoll, sich auf das Beispiel anderer berufen, sich auf günstige Erfahrungen, die schon anderwärts gemacht worden sind, stützen und auf die Grundlagen verweisen zu können, welche die bislang gewonnenen Erfolge bedingten. In diesem Sinne einem thatsächlich bei Realisierung unserer Ideen sich offenbarenden Bedürfnis nach Kräften abzuhelfen, ist die Absicht und der Wunsch des Verfassers.

Persönliche Initiative.

Es wird wohl überall die Anregung zur Gründung einer Badeanstalt im Sinne der Gemeinnützigkeit, wie wir dies hier allein im Auge haben, zunächst von einer für die kulturelle Bedeutsamkeit der Badesache ganz besonders begeisterten Persönlichkeit auszugehen haben. Glücklich die Gemeinde, deren Organe alsdann sofort bereit sind, die Ausführung dieser Idee in die Hand zu nehmen und die nötigen Mittel in hochherziger Gesinnung zur Verfügung zu stellen!

Stellung der Gemeindeverwaltung.

Oft ist die Gemeindeverwaltung indessen auch bei gutem Willen thatsächlich nicht in der Lage, finanzielle Opfer zu bringen. In diesem Fall ist es an der Privat-Initiative, einzuspringen. Wie sehr sich dies zum Vorteil für das ganze Unternehmen erweisen kann, haben wir in Stuttgart gesehen. Möge deshalb niemand vor solchem Wagnis zurückschrecken, sofern er in sich nur Hingabe genug fühlt, seine ganze Person einzusetzen. Es werden sich überall Gleichgesinnte auffinden und gewinnen lassen, welche bereit sind, eine gute Sache mit Rat und That wirksam zu fördern. Und thatsächlich gelingt dem einzelnen, der sich von vielen getragen weiß, zuweilen, was vielen unerreichbar schien.

Grundlage des Gedeihens.

Daß bei solcher Privatinitiative eine der ersten unerläßlichsten Vorbedingungen die ist, daß selbst der Schein persönlicher Interessebeteiligung aufs peinlichste vermieden werde, ist eigentlich selbstverständlich. Wer deshalb etwa Bauplätze günstig verwerten, sich für seine Mühe und Arbeit bezahlen lassen will oder sonst irgend einen persönlichen Vorteil aus der Sache ziehen möchte, der suche seine Zwecke auf anderem Wege zu erreichen. Für ein solches Unternehmen taugt er nicht. Hier ist die Parole Opfern, nicht Erwerben, Dienen, nicht Verdienen, soll das Unternehmen nicht von vorne herein diskreditiert oder schwer belastet werden. Daß es trotzdem immer Leute geben wird, die an eine völlig uneigennützige Arbeit im Dienste des Gemeinwohls nicht glauben und es nicht begreifen können, wie eine solche den schönsten Lohn in sich selbst tragen muß, ist freilich traurig, thut aber nichts zur Sache; denn das Publikum im großen und ganzen pflegt in solchen Dingen einen desto feineren Instinkt zu haben. Es wird sein Vertrauen — zugleich der unentbehrlichste, der wichtigste Stützpunkt für das ganze Unternehmen, denn das letztere ist ja wegen der Aufbringung der Mittel auf dasselbe angewiesen — einer Sache sicherlich nicht versagen, die auf reiner Grundlage steht.

Plan. Ist es nun aber gelungen, weitere Kreise der Bevölkerung für die Errichtung eines öffentlichen Bades zu erwärmen, hat sich ein Komite gebildet, das entschlossen ist, die Sache in die Hand zu nehmen, so dürfte es vor allem zweckdienlich sein, einigermaßen festzustellen, was gebaut werden soll, um sodann den geeigneten Bauplatz zu finden, von dessen richtiger Wahl das Gelingen des Ganzen abhängt. Die Aufbringung der Mittel läßt sich leichter bewerkstelligen, wenn auf etwas praktisch Greifbares hingewiesen werden kann.

Wahl des Bauplatzes. Der größte Fehler, der nach Auffassung des Verfassers bei Gründung einer öffentlichen Badeanstalt häufig gemacht wird, ist der, daß dieselbe zu weit entfernt vom Mittelpunkte der Stadt errichtet wird.

Es ist ja im allgemeinen richtig, daß die Bauplätze im äußeren Umkreis einer Stadt billiger zu sein pflegen als im Mittelpunkt derselben; dennoch kann nirgends Sparsamkeit übler angebracht sein, als gerade hier. Die Vorbedingung für das Gedeihen eines Bades in unserer vielbeschäftigten Zeit, ist die leichte Erreichbarkeit desselben für jedermann. Auch dem Zweck der Gemeinnützigkeit entspricht dasselbe nur, wenn es den weitesten Kreisen das Baden auf jede Weise erleichtert. Unser Rat geht also dahin, den Bauplatz möglichst im Mittelpunkt der Stadt, an den Verkehrsadern gelegen zu wählen und so weit thunlich, in der Nähe der größeren Schulanstalten.

Dagegen ist es unserer Erfahrung nach ganz unwesentlich, ob der Bau durch eine prächtige Façade sich auszeichnet oder nicht. Lieber ein Hinterplatz im Mittelpunkt des Verkehrs, als ein Monumental-Bau an der Peripherie der Stadt! Die Hauptsache bei einer Badeanstalt ist und bleibt immer das Bad selbst.

Bäderarten. Schwimmbad und kleinere Städte.

Eine Stadt unter 20,000 Einwohnern wird stets Mühe haben, ein Schwimmbad, welches sommers und winters benützbar sein muß, zu erstellen, auch wenn dasselbe in bescheidener Ausdehnung gehalten werden soll. Ausnahmen bestätigen auch hier nur die Regel. Für Städte der genannten Größe dürfte eine gut eingerichtete Badeanstalt mit zehn bis zwölf oder auch etwas mehr Wannen, einem Brausebad und einem kleineren Schwitzbad sich als genügend erweisen.

Größenverhältnisse. Hallenschwimmbad.

Bei Städten aber mit größerer Einwohnerzahl ist stets davon auszugehen, daß ein Hallenschwimmbad, natürlich Sommer und Winter benützbar, den Mittelpunkt der ganzen Anstalt bilde. Bedingung ist hierbei, daß das Schwimmbassin, wenn es seinem Zweck entsprechen soll, niemals unter 12×8 Meter Flächenraum und 2½ Meter Tiefe (an tiefster Stelle) gehalten werden darf. Natürlich hängt die Bemessung der Größe des Schwimmbassins außer von der Einwohnerzahl noch von anderen örtlichen Verhältnissen ab; z. B. kommt hierbei in Frage, ob eine Stadt von auswärts viel besucht wird oder nicht, ob sie ein natürliches Hinterland besitzt oder nicht, welcher Art die Bevölkerung ist u. s. w. Für die Entscheidung im einzelnen Fall dürfte die im folgenden gegebene Statistik die leitenden Anhaltspunkte bieten.

Ein Schwimmbassin.

Handelt es sich um größere Städte von 130—200,000 und mehr Einwohnern, so wird es sich, insofern die Mittel nicht im Ueberfluß vorhanden sind, sondern mit der Verzinsung derselben gerechnet werden soll, stets empfehlen, vorerst nur mit einem Schwimmbassin zu beginnen, gleichzeitig aber dafür zu sorgen, daß die Baustelle zur Errichtung eines zweiten Bassins zur Verfügung bleibe oder sofort miterworben werde. Bauplätze im Mittelpunkte einer Stadt lassen sich stets wieder verwerten, wogegen es auch bei der sorgsamsten Erwägung aller Umstände in den allermeisten Fällen nicht möglich ist, vorher genau zu bemessen, wie der Bedarf sich entwickeln wird. Bereits vorhandene Bäder, Eigentümlichkeiten und Gewohnheiten des Publikums können in der Folge dazu zwingen, die eine Badeform vor der andern zu berücksichtigen. Man wird deshalb, um sicher zu gehen, stets gut thun, klein anzufangen, d. h. also fürs erste mit einem Schwimmbassin, etwa 30—40 Wannenbädern und einem bescheidenen Dampfbad, noch besser mit Dampfkastenbädern. Denn erfahrungsgemäß ist mit einem ungenügenden Dampfbad, dessen mangelhafte Konstruktion überdies zum unberechenbaren Schaden für die ganze Anstalt werden kann, später lediglich nichts mehr anzufangen. Indessen möchte sich der Verfasser hier ausdrücklich dagegen verwahren, daß unter „klein anfangen" ja nicht „kleinlich anfangen" verstanden werde. Im Gegenteil, gerade um bei beschränkten Mitteln dieser Gefahr zu entgehen, sollte lieber weniger auf einmal unternommen werden; das aber, was erstellt wird, sollte von Anfang an recht, auf künftige Entwicklung berechnet, gut und schön angelegt werden. Die beigegebenen Pläne des Stuttgarter Bades dürften, was die Größenverhältnisse der einzelnen Abteilungen betrifft, selbst für die größten Städte maßgebend sein.

Klein anfangen, aber nicht kleinlich!

Handelt es sich um Millionenstädte, so müssen eben an verschiedenen Punkten derselben Parallel-Anstalten errichtet werden; keinenfalls aber könnte im Interesse eines rationellen Durchschnitts-Betriebes empfohlen werden, die Schwimmbassins in noch wesentlich bedeutenderen Dimensionen als 24 zu 18 m zu gestalten.

Lassar-Dusche-Bäder.

Lassar-Dusche-Bäder, welche ihren hygienischen Wert haben und behalten, sind im Umkreis großer Städte, für kleine Orte oder Fabrikanlagen sehr empfehlenswert. Wo aber das Publikum ein leicht erreichbares Schwimmbad mit Duschen zum gleichen Preis haben kann, wird es natürlich immer zu diesem als dem in jeder Beziehung vollkommeneren Bad sich hingezogen fühlen. Ganz dasselbe wird auch von den Schulduschebädern gelten dürfen.

Schuldusche-bad.

Schulbad.

In solchen Städten, wo die Mittel zu einem Schwimmbad nicht reichen, werden Schulbäder nach dem verdienstlichen Vorbild der Stadt Göttingen und ihres so rühmlich bekannten Oberbürgermeisters Merkel dem dringendsten Bedürfnisse abhelfen und gewiß sehr am Platze sein.

Die Erfahrung hat indessen gelehrt, daß überall da, wo leicht erreichbare, gut eingerichtete Schwimmbäder geboten werden können, spezielle Schulbäder sich nicht einzubürgern vermochten. Und das ist leicht begreiflich: denn Duschen ist gut, aber Schwimmen ist besser!

Wert des Schwimmens für die Jugend.

Welchen Wert gerade für die Jugend das Schwimmen hat, welch hygienische und pädagogische Vorteile es bietet, wenn das Schwimmen mit Bewilligung der Schulbehörde unter der Aufsicht des Lehrers betrieben wird, wobei der ganze Zeitaufwand für den Gang ins Bad, das Bad selbst, das Aus- und Ankleiden und endlich der stramme Rückmarsch zur Schule nicht länger als die knapp bemessene Zeit einer Stunde in Anspruch nehmen darf, braucht nicht des breiteren erörtert zu werden. Schon die jungen strahlenden Gesichter beim Hereinkommen bekunden es zur Genüge. Wie energisch tummelt sich die gewandte Schar im Wasser, wie behende wird der Kopfsprung ausgeführt, mit welcher Leichtigkeit wird untergetaucht, ja die kleinste Münze aus der Tiefe heraufgeholt! Wie gehorsam fügt sich die wohl disziplinierte Klasse dem Befehl zum Abmarsch! Gerade aber die Bewegung vor und nach dem Baden, deren Wegfall die Wirkung der im eigenen Haus genommenen Bäder so oft illusorisch macht, ist nicht der geringste Vorteil, den solche nicht in unmittelbarster Nähe gelegene Schwimmbäder vor dem bloßen Duschen im Schulgebäude selbst voraus haben.

Schwimmbad. Jedes Schwimmbad sollte aus hygienischen Gründen für Blutarme, Nervöse und Frierende ein in der kälteren Jahreszeit frei benützbares, wenn auch noch so kleines Erwärmungsluftbad haben.

Erwärmungsluftbad.

Die Reinlichkeit erfordert ferner, daß genügende Gelegenheit zu Hand- und Fußbädern, Abwaschungen, lauen, warmen und kalten Duschen geboten sei. Auch sollte das Schimmbassin zwei Umgänge haben, deren einer am Perron, der andere unmittelbar hinter den Auskleidezellen sich befinden müßte. Diesen letzteren betreten die Kommenden und Gehenden, aus diesem gelangen sie in die Kabinette, um aus den Zellen entkleidet den innern Umgang zu betreten. Auf diese Weise allein kann das Einschleppen von Straßenschmutz durch Schuhwerk und Kleider vermieden werden.

Doppelter Umgang.

Perron. Der Perron ist 1 bis 1½ Meter über die Wasserfläche auszukragen. In der Höhlung der Auskragung sind Griffleisten aus Schmiedeisen oder Messingröhren anzubringen, welche rings um das Bassin herum zu laufen haben. Diese Ueberkragung spart nicht nur Platz, sie erleichtert auch den Schwimmunterricht ganz beträchtlich. Die umlaufenden Röhren, welche an den Ueberläufen (zugleich Ausspucköffnungen) vorüber führen, gestatten müden Schwimmern das Ausruhen, eignen sich aber auch zu ausgiebigen Handturnübungen.

Temperatur. Die Temperatur des Wassers im Schwimmbassin soll eine Höhe von 17 bis 18 Grad R für Männer und 18 bis 19 Grad für Frauen erreichen; die Luft in der Halle darf nicht unter 16 Grad R sinken.

Wasserzufluß und Bassin-Reinigung. Hauptbedingung für das Schwimmbad ist, daß ein starker kontinuierlicher Zufluß von frischem Wasser, etwa in Form einer Kaskade stattfinde, so daß in 24 bis 30 Stunden eine vollständige Wassererneuerung erfolgt und durch die Bewegung des Wassers unreine Bestandteile auf der Oberfläche leicht fortgeschwemmt werden. Es genügt alsdann vollständig und dürfte den weitgehendsten hygienischen Anforderungen entsprechen, wenn die Leerung und Reinigung des Bassins im Winter wöchentlich zweimal, im Sommer täglich erfolgt. Die Reinigung des Bassins geschieht am besten mit Schmierseife und lauwarmem Wasser; Anwendung von Salzsäure, welche den Beton und die Glasur der Fliesen zerstört, ist zu verwerfen; sollte je Salzsäure angewendet werden, so könnte dies nur in fünffacher Verdünnung geschehen. Reinigungsmaterial.

Neben einer größeren Anzahl offener Auskleideplätze für Kinder, welche bei einem großen Betrieb unerläßlich sind, ist die größtmögliche Anzahl von geschlossenen Auskleidezellen (gegen das Schwimmbassin zu genügt ein Vorhang als Abschluß) zu beschaffen. Auskleideräume und -Zellen.

Ebenso empfiehlt es sich, wenigstens für Frauen, den Fußboden des inneren Umganges zum Schwimmbassin durch unterirdische Luftheizung zu erwärmen. (Weiteres hierüber s. Technische Einrichtung.)

Nach einem alten hygienischen Grundsatz muß verlangt werden, daß jedem, auch dem einfachsten Wannenbad eine kalte Dusche beigegeben werde. Warme Duschegelegenheit bei Wannenbädern ist ein Luxus, den man sich besonders bezahlen lassen kann, und der deshalb für die I. Kl. geboten werden sollte. Einrichtung und Ausstattung richtet sich nach den örtlichen Ansprüchen; wenn irgend möglich, sollten jedoch Vorkehrungen zum Erwärmen der Wäsche getroffen, sollten die Wände rings um die Wanne der Reinlichkeit und Haltbarkeit wegen mit Fliesen ausgelegt sein. Wannenbäder. Kalte Dusche.

Nach Robertson sollten die Zellen der Wannen-Volksbäder nicht kleiner als 1,80 m auf 1,80 m ausgeführt werden. Unsere Wannenbäderzellen III. Klasse für Männer sind zu 3,40 m auf 1,80 m errichtet, die Wannen fassen im Durchschnitt 300 Liter (250 Liter ist das Minimalmaß). Nach den gemachten Erfahrungen empfehlen wir überall da, wo die Frauen- und Männerabteilungen streng geschieden werden können, die Zwischenwände der Zellen dieser billigen Wannenbäder nicht bis zur Decke, sondern Wannenbäderanlage. Zwischenwände.

nur 2 m in die Höhe zu führen. Es erleichtert diese Einrichtung wesentlich sowohl die Beaufsichtigung als die Ventilation der Räumlichkeiten.

Im Stuttgarter Bad sind diese Zwischenwände aus Holz hergestellt, in den Medizinalbäderabteilungen, wo dieselben ebenfalls nicht bis zur Decke geführt wurden, aus weißen Marmorplatten.

Wannen-Material. Was das Wannenmaterial betrifft, so ist die Auswahl dafür eine sehr große, zugleich aber auch eine sehr schwierige. Baden-Baden verwendet z. B. Marmor-Wannen, aus einem Block herausgehauen, welche jedoch unter M. 700 das Stück nicht erstellt werden können. Auch die schönen und reinlichen englischen Fayence-Wannen haben sich des immerhin hohen Preises und der teilweise nicht geeigneten Façon wegen bis jetzt nicht durchgehend einführen lassen. Kupfer-, Zink- und Monierwannen, letztere mit Fließen belegt, werden viel verwendet, haben aber alle ihre besonderen Nachteile. Kupfer erfordert unverhältnismäßig viel Putzarbeit, Zinkwannen, wenn auch aus starkem Blech gefertigt, haben stets ein schmutziges Ansehen und zeigen sich im Gebrauch unsolid. Der Fließenbelag der Monierwannen ist wegen seiner vielen Fugen ungünstig. Holzwannen werden von Kranken am liebsten benutzt und sind für gewisse Medizinalbäder unerläßlich. Bei dem Stuttgarter Neubau wurde für die Bassins weißer Marmor, für die eigentlichen Wannen emailliertes Metall und Holz gewählt.

Heizung, Ventilation, Closets. Daß zu einer Badeanstalt größeren Stils im Sinne einer richtigen Gesundheitspflege Zentralheizung, Ventilation mit Pulsion und Closets mit reichlicher Spülung gehören, ist selbstverständlich; ganz besonderer Wert ist aber auch, um übermäßige Wärmeentwicklung, sowie die Verschlechterung der Luft zu vermeiden, auf elektrische Beleuchtung zu legen. Das sind allerdings Anforderungen, welche meist nur an große Anstalten gestellt werden können, an solche aber auch gestellt werden müssen.

Beleuchtung.

Mit der Erbauung von Dampfbädern ist es eine ganz eigene Sache. Nach unseren Erfahrungen kann nicht dringend genug vor einer irrationellen Behandlung dieser Angelegenheit gewarnt werden, sofern man überhaupt beabsichtigt, etwas wirklich Gutes und Dauerndes zu schaffen. Wer das reizende Römerbad in Wien bei der Eröffnung gesehen hat und es heute wieder sieht, wird sich Rechenschaft davon ablegen können, was der Verfasser meint. Unsere schönsten Anstalten gleichen in wenigen Jahren Ruinen, wenn es mit dem Schutz gegen die Einwirkungen von Wasser und Dampf nicht genau genommen wurde. Jede irgend mögliche Vorsicht ist hier am Platz, soll nicht in ganz kurzer Zeit mit viel bedeutenderen Kosten nachgeholt werden müssen, was anfänglich versäumt worden war. Der größte Leck war stets bei den Abzugsröhren zu finden; wenn der Dampf einmal im Mauerwerk seine Zerstörung begonnen hat, so frißt der Schaden unaufhaltsam weiter. Das sind zwar alles längst bekannte Thatsachen; die Erfahrung lehrt aber, daß sie immer noch nicht genug berücksichtigt werden. Wir raten also, was die rationelle, solide Ausführung dieser Bäder betrifft, nur ja nicht zu sparen. Hier ist fraglos das Beste das Billigste. Lieber mit der Erstellung warten, als billig und schlecht bauen! (Näheres darüber in dem Kapitel über „Technische Einrichtungen".) Dampfbad. Erbauung eines solchen.

Wo es angeht, empfehlen wir die Anlage einer besonderen Abteilung für Medizinalbäder und Kaltwasserkuren. Diese Disziplinen erfordern ein hiefür eigens geschultes Personal, eine gewisse stetige Sorgfalt, so daß sie mit Erfolg nicht leicht nur nebenher behandelt werden können. Sollte auch an diesen Bädern nur wenig verdient werden — bei einer großen Anstalt dürfen sie nicht fehlen und können auf einen gewissen Erfolg unbedingt rechnen, besonders wenn die Aerzte sich darauf verlassen können, daß alles nach ihrer Verordnung gehandhabt und pünktlich und vorschriftsmäßig ausgeführt wird. Medizinalbäder und Kaltwasserkuren.

Aufbringung der Mittel. Rentabilität. Alle großen öffentlichen Bäder sollten, um das leisten zu können, was der Verfasser im Auge hat, schlechterdings keine Erwerbsunternehmungen sein, sondern Gemeinnützigkeits-Anstalten im besten Sinne des Wortes, wobei nicht ausgeschlossen ist, daß sie sich wenigstens selbst erhalten. Wo man sich aber in einer Notlage befindet, wie im Stuttgarter Fall, wenn weder Stadt noch Staat irgend welche Beiträge leisten, da ist es natürlich durchaus geboten, auf ein höheres Erträgnis hinzuwirken.

Selbsthilfe. Uebrigens sollten ähnliche Zustände niemanden abhalten, sich dennoch an die Sache zu wagen. Liegt doch, wie wir es trotz erschwerender Umstände gerade in Stuttgart erfahren durften, auch wieder in der Selbsthilfe ein großer Segen. An der bedeutenden Anzahl der besten und opferwilligsten Bürger, welche sich bereit finden ließen, für die Aufbringung der Mittel einzustehen und sich somit an dem Unternehmen mitbeteiligten, gewann dasselbe eben soviele natürliche Freunde und Gönner, und damit war eine nicht zu unterschätzende Gewähr für ein glückliches Gedeihen im voraus gegeben. Wenn die Einwohner einer Stadt eine solche Anstalt als die ihrige, durch eigene Beisteuer ins Leben gerufene ansehen und das Gefühl haben, für dieselbe aufkommen zu müssen, so ist damit schon sehr viel erreicht. Dem Verfasser wird nichts willkommener sein, als in dieser Richtung erfreuliche Wahrnehmungen machen zu dürfen, sei es, daß das Publikum Ungehörigkeiten gleich solchen in eigener Sache rügt oder wohl auch selbst eingreift, um, wie ein guter Hausvater, Beschädigungen vorzubeugen und Störungen zu beseitigen.

Stuttgarter System. Das in Stuttgart angewandte System, nach welchem Aktien à M. 1000, deren höchste Dividende 4½% nicht übersteigen darf, 3%ige Schuldscheine à M. 100 und Bäderberechtigungsscheine à M. 100 (Verzinsung 5%) ausgegeben wurden, hat sich vorzüglich bewährt, war doch so jedermann Gelegenheit geboten, sich nach Maßgabe seiner Mittel an dem Unternehmen zu beteiligen. Während nun gesagt werden muß, daß bei städtischem Betrieb, oder wo sonst der Zwang, ein gewisses finanzielles Erträgnis zu erzielen, nicht in gleichem Maße vorliegt, meist mit bedeutender Unterbilanz gearbeitet wird, ohne daß das Publikum aus diesen Opfern besonderen Vorteil schöpfte, dürfte einer der wichtigsten Punkte für jede Anstalt, die auf eigenen Füßen stehen muß, wohl die Frage sein: „Wie ist eine solche öffentliche Badeanstalt zu führen, damit sie sich rentiert und gleichzeitig, — was doch ihr eigentlicher Zweck ist —, den Bedürfnissen aller gerecht wird, also Gemeinnützigkeits-Anstalt im besten Sinne ist und bleibt?"

Verwaltung.

Daß sich eine Anstalt, welches auch immer die Mittel sein mögen, die zur Verfügung stehen, selbst erhalte, sollte jederzeit erstrebt und als die einzig richtige, gesunde Grundlage angesehen werden. Es wird dies aber nur dadurch zu erreichen sein, daß vor allem die Arbeit der Verwaltungsräte, also der eigentlichen Direktion in vollkommen uneigennütziger Weise und unentgeltlich geleistet werde, sodann dadurch, daß die wohlhabenderen Klassen der Bevölkerung je nach Maßgabe ihrer Verhältnisse für die Unbemittelteren durch Bezahlen höherer Preise ausgleichend eintreten. Damit letzteres aber sich vollziehe, muß die Badeanstalt so ausgestattet werden, daß sie diese höheren Preise auch rechtfertigt. Durch die zahlreiche und häufige Benutzung seitens der bemittelten Klassen wird die Anstalt erst existenzfähig; dieses Publikum anzuziehen, auch dem verwöhnten Geschmack entgegen zu kommen, ist deshalb ganz unerläßlich und an der entsprechenden Ausstattung sparen zu wollen, wäre sicherlich ein kurzsichtiges Verkennen der Sachlage.

Das Bad und die Volksklassen.

Wir raten im Gegenteil, einem solchen Bade soviel als möglich künstlerisches Gepräge zu verleihen, neben der praktischen Ausstattung, welche natürlich die erste solide Grundlage bilden muß, zugleich Schönes zu bieten und das Auge zu erfreuen. Zudem kostet das Schöne oft nicht einmal mehr als das Unschöne und Geschmacklose. Dadurch vermag dann die Anstalt auch dem reichsten Privatmann noch etwas zu bieten, was er sich in dieser Weise im eigenen Hause nicht zu schaffen im stande ist. Wenn dann der Unbemittelte um ganz billiges Entgelt

Bad und soziale Frage.

all' das mitgenießen kann, so ist eben damit ein Stück sozialer Frage in erfreulicher Weise gelöst und der Weg gefunden, wie billige Volksbäder und zwar in seltener Vollkommenheit und Schönheit finanziell zu ermöglichen sind.

Preisregulierung. Dabei ist es nicht einmal notwendig noch ratsam, die Preise für die bemittelten Stände allzu hoch anzusetzen. Durch mäßige Preisstellung begünstigen wir den großen Massenbesuch, worauf unsere eigentliche Absicht gerichtet sein muß, und schaffen uns an dem guten Bürgerstand eine solide, dauernde Kundschaft. (Siehe Statistik über Preise.)

Bei richtiger Anlage und verständigem, umsichtigem Betrieb ist es deshalb keineswegs notwendig, besondere Schwimmbassins für Volksbäder zu schaffen. *Volksbäder-Schwimmbassins.* Zu dem billigen Preis, der gestellt werden muß, könnten dieselben doch nur klein und dürftig ausfallen und würden selbst dann noch bedeutende Geldopfer erfordern. Der Mann aus dem Volk benützt das Bad nur zu bestimmten einzelnen Stunden, in der übrigen Zeit bleibt es leer. Ein solcher Betrieb wäre aber unter allen Umständen als irrationell zu bezeichnen.

Kosten einer Badeanstalt. Was die für eine Badeanstalt erforderlichen Baukosten betrifft, so ist es schwer, einen annähernd gültigen Einheitspreis für den bebauten Quadratmeter festzustellen. Die Dortmunder Anstalt mit ihrer schlichten Schwimmhallenanlage (1,100 qm) kostete pro qm 110 Mk., Stuttgart, altes Haus, (1,105 qm) 225 Mk. und Bremen (1,750 qm) 255 Mk. der Quadratmeter. Es kann also gesagt werden, daß für den bebauten Quadratmeter je nach Etagenzahl, Ausstattung und mehr oder weniger reicher Façade immerhin 110 bis 300 Mk., für reiche Anlagen sogar 500 Mk. in Aussicht genommen werden müssen.

Eine der ersten Anforderungen, welche man an eine Gemeinnützigkeits-Anstalt stellen muß, ist die, daß dieselbe von jedermann mit dem Gefühl der Gleichberechtigung benützt werden kann.

Gleichstellung und Gleichbe- Es sei daher als oberster Grundsatz empfohlen, nichts umsonst zu geben. Ein Entgelt, sei es noch so klein, sollte jeder leisten müssen; denn damit allein kann er das Bewußtsein erwerben, nicht geduldet, sondern berechtigt zu sein, frei und unbefangen wie jedermann das Gebotene zu genießen. rechtigung aller Stände.

Freibäder. Man glaube ja nicht, daß dem einfachen Mann dafür der Sinn fehlte, auch er will nichts Geschenktes haben, wo alle übrigen zahlen und zahlen müssen, damit das Ganze bestehe. Wo reiche Mittel vorhanden sind, mag es ja mitunter angehen, daß unter besonderen Umständen, namentlich in Krankheisfällen heilende Frei-Bäder gespendet werden. Wo aber eine Anstalt ganz auf sich selbst angewiesen ist, muß in der Regel davon abgesehen werden. Gerade wie es nun als oberster Grundsatz gelten muß, daß jeder, welcher das Bad benützt, nach Maßgabe seiner Verhältnisse zur Erhaltung desselben das Seine beitrage, ebenso wichtig scheint es dem Verfasser auf der andern Seite, den größten Wert darauf zu legen, daß jedem Gast, wer er auch sei, gleich zuvorkommend, freundlich und höflich begegnet werde. Unter keinen Umständen ist es zu gestatten, daß sich jemand durch Bestechung des Personals, vermittelst Trinkgelder besondere Vergünstigungen erkaufe, die jeden geordneten Betrieb stören und andere Besucher benachteiligen müssen. Es ist dies ein Punkt, über den das Publikum sich selten klar wird. Andererseits wäre es freilich widersinnig, wollte man den Besuchern es untersagen, ihrer Zufriedenheit und Anerkennung für empfangene Dienste besonderen Ausdruck zu verleihen. Denn freiwillig gespendete Belohnungen ehren das Publikum, wie die Bediensteten und sollen deshalb nicht grundsätzlich zurückgewiesen werden, nur müssen dieselben den Charakter freiwilliger Belohnungen behalten, so daß kein moralischer Zwang, der den Unbemittelten drückt, zu ihrer Leistung nötigt. Zu welchen Zuständen die Sache sonst führen kann, ist ja bekannt: Zu einer Schraube ohne Ende! Trinkgeld.

Trinkgelder-ersatz. Um diesem Uebel, welches wir für einen Krebsschaden jeder auf gesunden Grundsätzen aufgebauten Anstalt halten, zu begegnen, erlasse man überall deutlich wahrnehmbare Verordnungen, welche das Publikum ersuchen, freiwillig gespendete Geschenke in die hierzu aufgehängten Büchsen einzulegen. Den Inhalt dieser Büchsen verteile man allmonatlich gerecht an alle Bediensteten, auch an diejenigen, die nicht in unmittelbare Berührung mit dem Publikum kommen; denn sie thun nicht minder ihre Schuldigkeit als die anderen.

Bedienungsscheine.

Man schaffe für Dampfbäder, Wasserkuren und Massage, wozu besondere persönliche Dienstleistungen nötig sind, spezielle, an der Kasse zu lösende Bedienungsscheine, um die Badegäste zu vergewissern, daß sie hiefür nichts extra schuldig bleiben. Bedienstete aber, welche sich nicht abhalten lassen, trotz guter Bezahlung direkte Trinkgelder anzunehmen, entlasse man unbedenklich sofort. Gemeinnützigkeits-Anstalten, insbesondere öffentliche Bäder sind mehr als irgend welche Institute berufen, ja verpflichtet, dem Trinkgelderunfug ein Ende zu machen, und es ist mehr als unbillig, das Personal auf den Empfang von Trinkgeldern zu verweisen, anstatt demselben ausreichende Bezahlung zu gewähren.

Trinkgelderunfug.

Jeder Erfolg hängt neben der Erfüllung großer Hauptbedingungen noch von so unendlich vielen kleinen Dingen ab, deren Nichtbeachtung dem geübten Auge nur allzu oft über die Gründe des Mißglückens sonst vortrefflich angelegter Unternehmungen Aufschluß geben wird. Daß Reinlichkeit, Sparsamkeit am rechten Ort, wie auch die richtige Erledigung des schweren Kapitels der Personalfrage Hauptpunkte sind, die für einen zweckentsprechenden Betrieb in Frage kommen, wird niemand verkennen.

Personal. Leistungsfähigkeit desselben.

Um zunächst bei dem letzteren Punkte, bei der Personalfrage, stehen zu bleiben, so ist es nicht immer leicht zu bestimmen, was als normale Leistungsfähigkeit desselben für die einzelnen Verrichtungen erwartet werden darf. Schon bei der Feststellung des Bauplanes, bei der räumlichen Anlage der Bäder selbst sollte man darauf bedacht sein, wesentliche Erleichterungen für den Betrieb zu erzielen und die Bäder so anzuordnen, daß für die jeweilig Bediensteten abgerundete Arbeitsgebiete geschaffen sind. Wo die Mittel es erlauben, kann mit der Zahl der

Angestellten ein gewisser Luxus getrieben werden, wo dieselben aber zu Rate gehalten werden müssen, ist eben auch hierin zu sparen. Keinesfalls aber gereichen Müßiggänger und Schwätzer unter den Bediensteten der Anstalt zum Vorteil.

Auswahl des Personals. Wenn das Personal nicht genügend beschäftigt ist (— man wähle vorzugsweise solche Leute, die ein Handwerk verstehen und in geschäftsruhigen Zeiten zu Reparaturen verwendet werden können —), so werden die Badegäste nur allzu häufig durch unnütze Vorplatz-Unterhaltungen belästigt, während es doch zu jenen kleinen, aber wichtigen Dingen gehört, daß aufs strengste Sorge getragen werde, die behagliche Ruhe, welche das Bad, namentlich das Einzelbad erst recht zur Erholung macht, durch nichts, weder durch Lärm, noch gar durch Streitigkeiten unter dem Dienstpersonal gestört werde.

Verhalten des Personals im Verkehr mit den Besuchern. Der Badende soll für die kurze Zeit, welche er in der Anstalt zubringt, auch nicht durch Klatschereien oder sonstige Berichte über dienstliche und dergleichen Verhältnisse behelligt werden. Angestellte, denen der Begriff der Diskretion in dieser Hinsicht nicht beizubringen ist, sind stets ein Schaden für das Unternehmen und sollten baldmöglichst entfernt werden.

Unterstützungsfond für das Personal. Bewährten Bediensteten aber suche man so bald als möglich durch Gründung eines Unterstützungsfonds für außergewöhnliche Notfälle einen Rückhalt zu bieten und die bewiesene Treue und Anhänglichkeit durch besondere Vergütungen, soweit es die Verhältnisse der Anstalt gestatten, zu lohnen.

Richtige Sparsamkeit. Wenn richtige Sparsamkeit sich hauptsächlich im Vermeiden unnützer Verschwendung zeigt, so sollte dieser Grundsatz beim ganzen Betrieb im Großen, wie im Kleinen zur Anwendung kommen. Nutzlose Verschwendung kann mit allem, z. B. auch mit dem Verbrauch von Kohlen getrieben werden; nutzlos ist die entsetzliche Wasserverschwendung, der Mißbrauch, den besonders die Jugend in Gedankenlosigkeit und Uebermut meist zum eigenen Schaden mit den Duschen treibt; im allgemeinen wird indessen zu raten sein, gerade, was das Wasser betrifft, lieber zu viel, als zu wenig zu thun. **Wasserluxus.** An Wasserluxus ist noch keine Anstalt zu Grunde gegangen, wohl aber am Gegenteil. Man fülle die Schwimmbassins im Winter mindestens wöchentlich zweimal, im Sommer täglich. Fortwährender frischer Wasserzu- und Abfluß während des ganzen Tages ist selbstverständlich. Vrgl. S. 58. Wo Wasser zur Erhaltung der Reinlichkeit notwendig ist, da spare man ja nicht! Die Reinlichkeit ist es, um welche sich der praktische Betrieb einer Badeanstalt gleich wie um seine eigene Axe drehen muß. Alles, was zur Reinlichkeit beitragen kann, ist in erster Linie zu berücksichtigen. Deshalb rät der Verfasser auch, wo es die Mittel nur irgend erlauben, die Wandbekleidungen so viel als möglich mit Fließen auszuführen. Vrgl. S. 59. Fließen lassen sich abspritzen, abwaschen, sie sehen immer blank und neu aus. Wenn man bedenkt, wie viel damit an Reparaturkosten erspart und zugleich an Reinlichkeit gewonnen wird, so ist diese anfänglich etwas große Ausgabe doch eine rentable Kapitalanlage zu nennen und gehört schlechterdings nicht zu dem, was man mit dem Ausdruck Reinlichkeitsluxus bezeichnen könnte. Unter Reinlichkeitsluxus nämlich verstehen wir in erster Linie z. B. die Anwendung von zahlreichem Messingbeschläg, Messing-Duscheröhren u. s. w. Nichts Hübscheres für das Auge, als diese blitzblanken Messinggeräte, obgleich sie nicht wesentlich reinlicher sind als andere. An gewissen Hauptpunkten, im Dampfbad z. B. sollten sie auch gleichsam zum Schmuck nicht fehlen. Wo aber an Arbeitskraft gespart werden muß, verzichte man lieber von vorne herein auf diese Zieraten, deren Reinhaltung ohne viel Mühe nicht durchgeführt werden kann. Sonst dürfte man sich nachträglich leicht gezwungen sehen, die teuren Messingröhren mit Oelfarbe überstreichen zu lassen.

Wandfließen. *Messinggeräte.*

Mittel zur Hebung der Badelust.

Und nun noch einige wohlgemeinte Ratschläge in Bezug auf die Mittel, die Badelust zu wecken und zu pflegen, die Anstalt zu dem zu machen, was sie sein soll: eine im besten Sinne volkstümliche Anstalt, eine hygienische Wohlthat nicht nur für einzelne, sondern für die breiten Massen der Gesamtbevölkerung!

Nicht jedes Publikum ist für das Baden schon herangebildet. Und wenn dem auch im allgemeinen so wäre, so bleiben immer in jeder Stadt noch Tausende und aber Tausende, die den Genuß und Erholung gewährenden, die Gesundheit erhaltenden Wert des Bades aus eigener Erfahrung nicht kennen! Wo soll da der Hebel eingesetzt, wie der Sinn für Reinlichkeit zum Zweck volkstümlicher Gesundheitspflege geweckt und in richtiger Weise gepflegt werden?

Einwirkung auf die Jugend.

Vor allem dadurch, daß wir unser Hauptaugenmerk auf die Jugend richten, daß wir die Jugend zu gewinnen suchen. Denn wer die Jugend hat, hat die Zeit! Wer als Kind zu regelmäßigem Baden erzogen, wer an diese reine Freude, an diese körperliche Wohlthat von früh auf gewöhnt wurde, der verlangt auch im Alter darnach. Und hier ist es das Klassenschwimmbad in Begleitung und unter Aufsicht der Lehrer, was uns in jeder Hinsicht als anstrebenswert erscheint.

Bad und Schule.

Wir verkennen die Schwierigkeiten keineswegs, welche die Schule zu überwinden hat, um uns in diesen Bestrebungen die Hand reichen zu können. Möge sie sich bewußt sein, welche Wohlthat zu erzeigen hier in ihrer Macht liegt. Unsere deutsche Schule hat schon so Großes für das Volk geleistet; sie wird auch hier nicht vergebens sich anrufen lassen, kann sie ja doch nicht übersehen, daß alles, was ihre Zöglinge körperlich stählt, abhärtet, freudig und frisch macht, auch der Erreichung geistiger Aufgaben zu gute kommen muß, und daß sie sich den Dank lebender und kommender Geschlechter erwirbt, wo immer sie hier bahnbrechend vorgeht!

Klassenbad.

Das Klassenbad zu ermöglichen, dem Schülerbaden jeden Vorschub zu leisten, ist — und sollte bei diesen Bädern auch mit thatsächlichem Verlust gearbeitet werden — eine Haupt-Aufgabe jeder großen Badeanstalt im Sinne der Gemeinnützigkeit.

„Volksbad“.

Das gleiche gilt für die Einrichtung von Volksbädern zu ganz billigem Preis, für welche unter allen Umständen zwei Abende in der Woche vorbehalten bleiben müssen. Eine Anstalt, in welcher das Volk der unbemittelten Stände nicht den ihm gebührenden Raum fände, würde sich nie zu dem Charakter einer Gemeinnützigkeitsanstalt erheben.

Das Baden überhaupt zu erleichtern, die Massen herbeizuziehen, das muß der leitende Gesichtspunkt sein, soll die gestellte Aufgabe, vermittelst des Bades der öffentlichen Gesundheitspflege durch Förderung der Reinlichkeit und Stärkung der Gesundheit zu dienen, erreicht

Vereine. werden. Man versäume es deshalb neben den Preisermäßigungen für Schüler, Volksbäder und Jahres-Abonnements auch nicht mit den Vereinen als solchen Fühlung zu gewinnen und ihren Mitgliedern Preisermäßigungen zu gewähren.

Aerzte. Endlich aber wende man sich an diejenigen Männer, welche ganz besonders dazu berufen sind, über öffentliche und persönliche Gesundheitspflege zu wachen, an die Aerzte, welche durch ihren Beruf schon unsere natürlichen Freunde und Bundesgenossen sind. Etwaige Wünsche oder Ratschläge erfahrener Aerzte sind wertvoll, und sollte stets die gebührende Rücksicht hierauf genommen werden, wie es denn durchaus notwendig ist, daß der Arzt, wenn er für einzelne Badegäste besondere Vorschriften erteilen will, sicher darauf rechnen kann, dieselben von dem Personal auf das gewissenhafteste befolgt zu sehen (s. S. 61).

Dem Verfasser gereicht es stets zur besonderen Freude, wenn, wie es in Stuttgart der Fall ist, nicht nur das Publikum, sondern auch die Aerzte die Anstalt als die ihrige ansehen, gerne, wo es gilt, mit Rat und That an die Hand gehen und in den Familien dahin zu wirken suchen, daß besonders von seiten der Jugend vernünftig gebadet werde. Wir verweisen in dieser Hinsicht auf die speziellen Abhandlungen unseres Aufsichtsratsmitgliedes und ärztlichen Mitarbeiters.

Ergebnisse unserer Statistik.

Um für uns selbst, sowie für die Schwesteranstalten, besonders aber für diejenigen Städte, welche an die Neugründung von öffentlichen Bädern herantreten, die nötige Uebersicht bei Anlage und Betrieb zu gewinnen und sonstige praktische vergleichende Einblicke zu ermöglichen, haben wir in nachfolgender Statistik einiges Material gesammelt, welches sicher von Interesse sein wird. Alle städtischen Gemeinnützigkeits-Anstalten haben uns auf die zu diesem Zweck an sie gestellten Fragen mit liebenswürdigster Bereitwilligkeit geantwortet. Von Privatunternehmungen können wir das Gleiche leider nur bezüglich Karlsruhe und Leipzig melden; alle übrigen Privatanstalten haben unsere Fragebogen meist unbeantwortet ohne jede weitere Zuschrift zurückgesandt, was wohl beweisen dürfte, daß sich dieselben durch unsere Bestrebungen beeinträchtigt erachten.

Gewinnung des Materials.

Es ist eine alte Erfahrung, daß, wo immer es sich um durchgreifende Verbesserungen veralteter Zustände handelt, darauf verzichtet werden muß, es alsbald allen recht zu machen. Wir würden deshalb hier kein Wort weiter verlieren, wenn nicht in der That ein falsch verstandener Egoismus, eine hochgradige Kurzsichtigkeit bezüglich des eigenen Interesses vorläge. Die Besitzer von Privatanstalten suchen mitunter in blindem Eifer sogar die betreffenden Stadtverwaltungen mittelbar zu verhindern, das zu leisten, was nun einmal eine zeitgemäße Gesundheitspflege gebieterisch fordert. Dabei bedenken sie gar

Privat- und Gemeinnützigkeitsanstalt.

nicht, daß, wo immer großangelegte Unternehmungen auf dem Gebiete des Badewesens reformierend wirken, jede reinlich und gut geführte Privatanstalt im Wettbewerb ganz wohl ihre Rechnung finden kann und aus der in Fluß gesetzten Strömung unbedingt Nutzen ziehen muß, wenn das Publikum nur erst einmal an regelmäßiges Baden gewöhnt ist.

Ein Beispiel möge unsere Ansicht erhärten!

Der Jahresverbrauch an Wasser betrug bei sämtlichen Privatbadanstalten der Stadt Stuttgart im Jahre 1886, ein Jahr vor Eröffnung unserer Anstalt, ungefähr 61,000 cbm. Infolge der Eröffnung des Stuttgarter Schwimmbades wurde dieser Wasserverbrauch um 186,817 cbm vermehrt, so daß derselbe im Jahre 1892 gerade dreimal soviel betrug, als früher das Ergebnis in allen Badeanstalten der Stadt zusammen gewesen war. Wenn nun trotzdem bis auf den heutigen Tag der Wasserverbrauch bei diesen Privatanstalten der gleiche geblieben ist, ja sich noch gesteigert hat, so ist der Beweis von deren Existenzfähigkeit sicherlich vollauf erbracht, gleichzeitig aber ist die Bedürfnisfrage in Bezug auf unser Vorgehen so glänzend zu unseren Gunsten entschieden, daß fürderhin jegliche Berechtigung abgeschnitten ist, dieselbe irgend wie in Zweifel zu ziehen.

Fassen wir nun unsere statistische Aufstellung näher ins Auge!

Städtischer Betrieb und Gemeinnützigkeitsanstalt.

Was vor allem auffallen muß, sind die durchaus ungünstigen pekuniären Ergebnisse, unter welchen fast alle in städtischem Betrieb stehenden großen Badeunternehmungen mehr oder weniger leiden. Weitaus günstiger zeigt sich der durch Gemeinnützigkeits-Gesellschaften erzielte Erfolg, während es sich weiter ergeben hat, daß kleinere Privatanstalten sich zwar gut stellen, neue Anlagen großen Stils jedoch kaum mehr von privater Seite versucht werden dürften, da die Ziele, welche angestrebt und erreicht werden sollen, in vollem Widerspruch zu denjenigen einer Erwerbsunternehmung stehen. Es ist unter allen Umständen froh zu begrüßen und als eine hocherfreuliche Thatsache zu betrachten, daß eine große Anzahl deutscher Städte sich zu der Einsicht aufgeschwungen hat, es als eine Pflicht der städtischen Verwaltung, als eine der letzteren ganz eigentlich zukommende schöne Aufgabe anzusehen, die Popularisierung des Badewesens selbst in die Hand zu nehmen und Bäder auf der Grundlage der Gemeinnützigkeit zu gründen oder doch wenigstens Gesellschaften in diesem Streben auf jede Weise, ja mit weitgehenden Opfern zu unterstützen. Es kann dies nicht genug anerkannt und gerühmt werden, auch wenn diese Bäder sich nicht rentieren. Gerade der Umstand, daß die zu bringenden Opfer schon im voraus klar ins Auge gefaßt werden und ihre Leistung dennoch beschlossen wird, kann den Wert derselben nur erhöhen.

Opfer der Stadtverwaltungen.

So hat z. B. die Stadt Crefeld für ihre Badeanstalt eine Million Mark à fonds perdu bewilligt: sie liefert das Wasser ungemessen und ganz vollständig umsonst, wenngleich z. B. im Jahre 1891/92 die Ausgaben durch die Einnahmen nicht gedeckt werden konnten und die Stadt noch weitere M. 3,688.33. darauf zahlen mußte, was einen jährlichen Zuschuß von rund M. 55,000. bedeutet.

Daß die Stadt Köln auf ihr Hohenstaufenbad jedes Jahr an die M. 50,000. aufzahlt, ist eine bekannte Sache.

Die Stadt Dortmund, welche für das Wasser nur 2 Pfg. pr. cbm rechnet, die Zinsen für das Anlagekapital gar nicht in Betracht zieht, sowie die üblichen Abschreibungen unterläßt, arbeitete im Jahre 1890/91 mit M. 10,103.93. Verlust, was ungefähr einem Zuschuß von M. 30,000 im Jahre gleichkommt.

Resultate des städtischen Betriebs.

Dies ungefähr wäre die Signatur des städtischen Betriebes! Es kann gesagt werden, daß im Durchschnitt diejenigen städtischen Anstalten, welche für das Anlagekapital keine Zinsen rechnen, das Wasser unentgeltlich verwenden, und bei denen sich Einnahme und Ausgabe decken, schon zu den günstigeren Unternehmungen zu zählen sind.

Stadtverwaltung und Privatanstalt.

Dagegen giebt es nun freilich Gemeinden, die sich grundsätzlich fernab von solchen Unternehmungen halten zu müssen glauben oder auch thatsächlich nicht in der Lage sind, sich Gründungen, zu welchen so bedeutende Opfer erforderlich sind, zu gestatten. Nirgends aber scheinen es Rücksichten auf bereits bestehende Privatanstalten gewesen zu sein, welche die Stadtverwaltungen daran verhindert haben, Gemeinnützigkeitsbäder zu unterstützen. Ueberall vielmehr bekundeten die Gemeinden ihr lebhaftes Interesse für solche Institute wenigstens durch gewisse Vergünstigungen, sei es durch Ueberlassung einer Baustätte, sei es durch Rentabilitäts-Garantie, Zuschuß größerer Summen zu ganz billigem Zinsfuß, Steuerfreiheit oder doch zum mindesten durch billige Wasserberechnung, wenn nicht völlig unentgeltliche Ueberlassung desselben.

Ueberlassung der Baustelle.

Als Städte, welche die Bauplätze unentgeltlich abtreten, sind zu nennen: Bremen, Crefeld, Dortmund, Elberfeld, Heilbronn, Hildesheim, M.-Gladbach, Münster i. W., Osnabrück und Zittau. In Hannover wurde die Baustelle auf 99 Jahre zu einem Mietzins von Mark 142.— pro Jahr, also fast umsonst überlassen. In Bremerhafen zahlt der Staat die eine Hälfte des Platzes und die andere Hälfte die Stadt.

Wasserfrage.

Interessant ist es auch, zu sehen, wie sich die einzelnen Städte zu der schon oben erwähnten Wasserfrage stellen, bezw. wie sie das Wasser berechnen.

Die nachstehende Tabelle dürfte uns in dieser Richtung orientieren.

Stuttgart und Wasserpreis.

In Stuttgart wird das Wasser pr. cbm bei gewöhnlicher Abnahme mit 15 Pfg. bezahlt, Abnehmer von 50,000 cbm genießen 20% Rabatt, die Badegesellschaft nur 25%, also nicht einmal den ihr vermöge der Höhe ihrer Abnahme zukommenden Staffelpreis. Denn wenn bei 50,000 cbm 20% bewilligt werden, so sind, kaufmännisch gerechnet, 25% für 120,000 cbm Wasser außer allem Verhältnis zu der bedeutend größeren Abnahme. Hierbei wird ganz davon abgesehen, daß es sich um ein Gemeinnützigkeitsbad handelt und das Wasser die Stadt bei den vor-

Es bezahlen in:	die Gemeinnützigkeits-Anstalten ₰ p. cm	Abnehmer sonstige ₰ p. m
Aachen	5	15
Crefeld	—	12
Dortmund	2	10
Heilbronn	10	16
Köln	8	15
M.-Gladbach	—	15
Offenbach	—	15
Zittau	—	12
Essen a. R.	3	10

züglichen Einrichtungen und dem ausgezeichneten Betrieb der Stuttgarter Wasserwerke höchstens auf 5—6 Pfennig im Ankauf zu stehen kommt.

Die Stadt Stuttgart, welche 25,000 Mark in Aktien genommen hat, die ihr indessen bisher mit 4% verzinst worden sind, leistet lediglich nichts für unser Gemeinnützigkeits-Unternehmen. Das Stuttgarter Bad zahlt die höchsten Steuern gleich jeder Erwerbsanstalt und einen teuereren Wasserpreis, als jeder Gewerbetreibende von dieser Bedeutung. Denn einen solchen müßte jedes Gemeinwesen im eigenen Interesse auf alle Weise zu begünstigen und festzuhalten sich bemühen.

Städtische Leistung.

Die Stadt nimmt eine uneigennützige Arbeits-Leistung, welche ihr nach dem Vorgang noch viel kleinerer deutscher Städte nicht hätte erspart bleiben können, und die sie bei eigenem Betrieb ganz bedeutende Opfer gekostet haben würde, eine Leistung, die also in hervorragender Weise vor allem dem eigensten Interesse der Stadt dient, nicht nur ohne die allergeringste Gegenleistung hin, die etwa als Ausdruck ihres guten Willens gelten könnte, sondern sie verdient auch noch an dieser Anstalt! Gewiß ein Unikum, möge es ein Unikum bleiben!

Leistung der Badeanstalt.

Weitere statistische Ergebnisse. Betriebsübersicht.

Und nun noch einige weitere Ergebnisse unserer Statistik: Nach den eingelaufenen Beantwortungen unserer Fragebogen ergiebt es sich, daß von 30 Badeanstalten zwei staatlich sind, zehn unter städtischer Verwaltung stehen, sechzehn von Gemeinnützigkeits-Gesellschaften betrieben werden und zwei Privatunternehmern gehören.

Die hauptsächlichsten Badeanstalten nach Größenverhältnis.

Das älteste, größere Hallenschwimmbad in Deutschland ist das Magdeburger Bad, im Jahre 1860 gegründet, 16 m lang und 9, 10 m breit. Die Stadt Magdeburg kann also das Verdienst für sich in Anspruch nehmen, in dieser Beziehung vorangegangen zu sein, wenngleich die damalige Anlage bei den heutigen Verhältnissen nicht mehr genügen dürfte. Die jüngste Schöpfung ist unsere Schwesteranstalt in Heilbronn; sie wurde 1892 eröffnet. Wir dürfen uns schmeicheln, durch unsere Bestrebungen eine wesentliche Anregung zur Gründung dieses flott betriebenen und stark benützten Bades gegeben zu haben. Die kleinste Stadt, die sich bis jetzt der Wohlthat eines Schwimmbades teilhaftig gemacht hat, ist Lennep i. W., wo 10,000 Einwohner ein Bassin von 19×8,5 m besitzen. Wir gratulieren der Gemeinnützigkeits-Gesellschaft, welche dies Bad ins Leben gerufen hat, zu dessen Prosperität. Die größten Städte des Reichs, wie Berlin, Breslau u. s. w. zeigen sich von der Bewegung noch nicht ergriffen. Dieselben besitzen zwar Schwimmbäder, welche indes das Bedürfnis der breiten Massen weder genügend berücksichtigen, noch zu decken vermögen.

Das kleinste Herrenschwimmbad hat Hildesheim mit 12,5×7,5 m, die beiden größten die Städte Crefeld mit 26×12, Stuttgart mit 24×13,5 und Barmen mit 24,5×12,5. Das kleinste Frauenschwimmbad besitzt Magdeburg mit 11,5×9,5 m, das größte und tiefste Stuttgart mit 21 m Länge, 12 m Breite und 3,5 m Tiefe. An Auskleideplätzen hat Stuttgart für das Männerschwimmbad 254, für das Frauenschwimmbad 300 aufzuweisen und wird darin von keiner andern Anstalt erreicht.

Was die Wannenbäder betrifft, so steht Stuttgart obenan mit 102 Wannen, dann folgt unser Landesbad Wildbad mit 86, Bremen mit 85, Cöln mit 64 u. s. f. Nach Wannenbäder.

Das kleinste Areal besitzt das Leipziger Bad mit 6 a 80 qm; das größte München-Gladbach mit 70 a 70 qm, welche indessen zum größern Teil gärtnerisch angelegt sind. An überbauter Grundfläche wird keine Anstalt Stuttgart mit seinen 33 a 64 qm übertreffen. Nach Areal.

Auf unsere Anfragen bestätigte es sich, daß die allermeisten Anstalten am Neujahrsfest, Charfreitag, Pfingstsonntag, Weihnachtsabend und am ersten Weihnachtsfeiertag ganz, sonntags aber von 1 Uhr ab geschlossen halten. Verschiedene Anstalten jedoch, darunter auch Baden-Baden und Wildbad, öffnen das Bad auch an Sonn- und Feiertagen ohne Unterbrechung. Offenhalten der Anstalt am Sonntag.

Die Erledigung der Frage, ob in den Frauenschwimmbädern Schwimmlehrer oder Schwimmlehrerinnen angestellt sind, ergab 22 Antworten für Schwimmlehrerinnen und 8 für Schwimmlehrer. Die weitere Frage, ob die Wannenbäder mit Wäsche abgegeben werden, wurde mit 14 „ja" gegen 13 „nein" beantwortet. Das Stuttgarter Bad wird sich der Majorität anschließen. Schwimmlehrer, Schwimmlehrerin.

Die meisten Anstalten numerieren ihre Billette abgestempelt von 1—1000, von 1—3000, 1—25,000, auch 1—100,000. Bremen und Köln beginnen jeweils am 1. Januar neu zu numerieren, ein System, das wir ebenfalls eingeführt und, wie folgt, handhaben: Sämtliche Billette fangen am 1. Januar mit Nr. 1 an, und es laufen die Nummern bis Jahresschluß fort. Die Nummern der einzelnen Billette werden im Tagesrapport eingetragen. Es ist dies das einfachste Kontrollsystem, erleichtert seiner Uebersichtlichkeit wegen den jedesmaligen Tages- oder sofortigen Kassenabschluß zu irgend einer beliebigen Zeit, erschwert den etwaigen Mißbrauch, welcher mit Billetten getrieben werden könnte, sehr und ermöglicht Numerieren der Billette.

Ort

Städte-Namen		Einwohnerzahl	Gründungsjahr	Baukapital	Areal a	Areal qm	Steuern Grund Gebde. M	Steuern Gewerbe M	Steuern zusammen M	Bäder-Zahl vom Jahr 1892	Herren-schwimmbad lang	breit	tief	seicht
											Meter			
Wildbad	Staats-Anst.	2,866	1367 183[illegible] 1890 1892	500,000 500,000	88	37	00	00	**2299,10**	90,000				
Lennep	Gemeinnützgkeitsgesellsch.	10,000	1887	75,000	9	93	78,75	56	**134,75**	24,778	19	8,5	3,5	0,8
Baden-Baden	A.-G. Staats-Anst.	13,889	1877	3,000,000	24	—	00	00	00	69,665	7,68 8,10	3	1,29	mehr Bas
Bremerhafen	Gem.-Ges.	17,000	1894	120,000	25	—	00	00	00	neu errichtet	16	8	2,9	0,7
Paderborn	Gem.-Ges.	19,000	1892	80,000	18	—	00	48	**48,—**	30,200	18	8	2,7	0,95
Oldenburg	Gem.-Ges.	25,000	1882	60,000	12	24	73	00	**73,—**	43,902	12	6	1,6	1
Zittau	Städt. Anstalt	25,300	1873	500,000	6	60	230	00	**230,—**	61,826	13,5	5	2,1	1
Heilbronn	do.	31,000	1892	250,000	15	32	00	00	**400,—**	103,319	21,65	8,4	3	0,76
Hildesheim	Gem.-Ges.	33,481	1886	120,000	15	13	85,20	32,50	**117,70**	48,646	12,5	7,5	2,1	1
Offenbach	Gem.-Ges.	35,000	1887	165,000	15	60	00	552,06	**552,06**	89,383	13	8	2,1	1
Hagen i. W.	Gem.-Ges.	39,044	1890	151,029	22 7	87 36	120	206	**326,—**	89,893	20	11	2,75	0,7
Brandenburg	Gem.-Anstalt	40,000	1893	100,000	21	—	00	00	00		16	8	2,1	0,8
Osnabrück	Gem.-Ges.	40,000	1883	50,000	28	37	00	32	**32,—**	50,000	12,6	7,5	1,5	0,5
Bielefeld-Godderbom	do.	50,000	1872	100,000	—	12	00	00	**22,50**					
M.-Gladbach	Städtisch	51,300	1889	350,000	70	70	00	00	00	122,005	21,8	10,8	2,6	0,8
Münster i. W.	do.	52,000	1888	400,000	1	—	—	00	**100,—**	94,723	20	10	2,5	0,6
Karlsruhe	Privat-Anst.	75,000	1888	400,000	19	25	—	00	**500,—**	95,000	22	9	2	0,9
Essen	Städtisch	86,000	1882	174,000			96	00	**96,—**	128,197	23,85	11,85	2,50	0,75
Dortmund	do.	95,000	1878 1892	241,530 190 000	63 35	20 —	00	00	00	179,212 68,243	24 24	12 12	3,25 3,25	1 1
Crefeld	do.	106,121	1890	1,000,000	48	10	00	00	**350,—**	158,730	26	12	2,7	0,9
Barmen	Gem.-Ges.	125,000	1882	336,000	30	—	00	00	**265,60**	191,676	24,5	12,5	3	0,7
Bremen	Gem.-Anstalt	130,000	1877	643,500	36	70	00	00	00	243,306	19,5	9	2,2	0,9
Elberfeld	Städtisch	130,000	1887	610,000	27	20	00	140	**140,—**	314,086	24	12	2,8	0,6
Aachen-Burtscheid	Gem.-Ges.	133,000	1881	200,000	16	62	179,40	36	**215,40**	61,239	17,5	8,5	2,85	0,8
Stuttgart	do.	139,817	1889 1893	415,000 590,000	21 12	35 29	1472,93	1602,32	**3075,25**	339,872	24	13,5	3,5	0,8
Düsseldorf	Städtisch	160,000	1888	496,000	27	45	00	00	**360,—**	261,615	22	11	3,5	0,75
Hannover	Gem.-Ges.	200,000	1867	250,000	38	—	00	00	Ja	80,000	18	8	3	1
Magdeburg	do.	200,000	1860	350,000	17	40	00	152	**152,—**	173,809	16	9,1	2,25	1,10
Köln a. Rh.	Städtisch	301,000	1885	660,000	31	—	720,50	90	**810,50**	296,073	23 13,7	10,7 9	2,6 1,40	0,7 1,15
Leipzig, Dianabad	Privat	302,000	1870	378,250	6	80	00	00	00		15	8	2,5	0,75

(Die Städte sind nac

tatistik.

	Frauen-schwimmbad				Wannenbäder						Dampfbäder				Kohlen-		Wäsche								
	breit	tief	seicht	Auskl.-Zellen	Klassen I.	II.	III.	Bassin	Salon	Zusammen	Fläche qm	Ruhebett Herr.	Dam.	Mass.bänke	Verbrauch Kilo	Preis pr. 10000 Kilo = 1 Dop. Waggon	große Tücher	Handtücher	Badehosen	Badeanzüge	Bademäntel	Haube u. Mütze	Schürzen	Fußtücher 2c.	Zusammen
	Meter																								
					69			10	7	86	400	14	14	3	100,000										4000
					2	4				6					180,000			1800	120						300
					14	4		6	4	24	505	30	20	3	130,000	118	1000	1000	1000	1000	1000	1000	1000	1000	8000
					10	15	4	1		30	120	6	4	2											
					1	6				7					150,000	140	39	96	48	18		12			213
					6	7	8			21					164,000	158	20	250	150	25		15			460
,5	5	1,45	0,9	13	16	16	6			33	210	8		1	120,000	220	48	156			48			72	324
Im Projekt begriffen					12	9	1	1	1	24	52	6			110,000										
					4	12				16	45	8		1	240,000										1000
					4	12				16	120	6			330,000	210	170	300	400	18					888
					7	8	6	1		22	136	7		2	97,350	88	326	493	500	145	20	30	60	230	1804
					8	20			1	29	40	6		2											
					5	8	2			15					270,000	75									
								8	1	9						140									
					3	12	14	1		30	85	8		2	970,000	94	350	700	270	117	40	69	60	236	1842
					30			2	2	34	20	6	6	1	520,000	55	200	500	500						1200
					10	20				30					890,000	130		2000							2000
					11					11	29	10		1	435,000	80	100	1550	1150	80				20	2900
					10 2	8 6				}26	250	8		2	1,470,000	90	120	850	1050						2020
,25	11	2,1	0,8	90	28	18		2	2	50	398	19		3	1,338,246	125	180	1340	830	140	36		185	55	2766
Halbmondförmig				38	2	12				14	30	8		1	980,000	94,40	500	650	800	60					2010
,25	8,10	1,6	1,1	66	21	58	6			85	97 209 }	23		3	715,755	167,50	200	3000			50		100	375	3725
	12	2,2	0,6	36	8	22	19			49	540	18		3	1,560,000	108	560	800	800	120					2280
					14					14					235,000	140	200	500	400	80	20	30			1230
	12	3,5	0,80	300	13	46	30	11	2	102	652 516	51	28	7	684,430	233,60	1580	1600	690	130	235	50	235		4520
	10	3	0,75	26	14	14	13	2		43	25	10		2	1,200,000	90	400	600	1000	200		100		600	2900
	8	3	1	48	17					17	40	12			300,000	138,50	500	1200							1700
,5	9,5	2,1	0,95	41	29				11	40	120	15	15	2	174,900	56	150	4500	500		150				5300
,4 olksbad	7,7	2	0,7	64	17 6	31 18	18	2	9	59 42	400	16		3	1,980,000	72									9500
					12	20		2		34	80	18	18	2	390,000	130									

inwohnerzahl aufgeführt.)

Preis-

	Aachen		Barmen		Bremen		Crefeld		Dortmund		Elberfeld	
	M	₰	M	₰	M	₰	M	₰	M	₰	M	₰
Schwimmbad. Jahres-Abonnem. f. Erw.	40	—	25	—	30	—	25	—	20	—	25	—
Sommer-Abonnem. für Erw. (Halbjahr)	25	—	20	—	20	—	20	—	15	—	20	—
Winter- " " " "	20	—	10	—	20	—	15	—	10	—	10	—
Jahres-Abonnement f. Schüler . . .	25	—	12	50	15	—	15	—	10	—	12	50
Sommer- " " " (Halbjahr)	15	—	10	—	10	—	12	50	7	50	10	—
Winter- " " " "	10	—	5	—	10	—	10	—	5	—	5	—
Einzelbillet für Erwachsene	—	50	—	40	—	40	—	40	—	50	—	40
" " Kinder	—	25	—	20	—	25			—	25	—	20
Zehnerbillet für Erwachsene	4	—	3	—	3	30	3	—	3	30	3	—
" " Kinder	2	—	1	50	2	10			1	70	1	50
Volksbad, Mittwoch- und Samstag,- Dienstag- und Freitag-Abend . .			—	10	—	5	—	10	—	15	—	10
Klassenschüler												
Schwimmunterricht für Erwachsene . .	10	—	10	—	5	—	10	—	10	—	10	—
" " Kinder . . .	5	—	5	—	5	—	7	50	6	—	5	—
Wannenbäder. Salon- (Nobel)-Bad .							2	—				
I. Klasse Einzelbillet			1	—	1	—	—	80	—	75	1	—
Zehner			8	—	7	50	6	—	7	—	8	—
II. " Einzelbillet	—	50	—	60	—	50	—	50	—	50	—	60
Zehner	4	—	5	—			4	—	4	50	5	—
III. " Einzelbillet					—	25					—	25
Zehner					2	50					2	—
Einzelbillet in gewöhnlichen Kabinen .												
" für Ortskrankenkassen . .												
Kohlensaures Thermalbad									2	—		
Heilbäder. Massage und Duschen.												
Einzelbillet für Heiß-Luft oder Dampf- bad mit Massage			1	50			1	75	1	50	1	20
Zehnerbillet "			12	—			15	—			10	—
Römisch-irisch-Bad					2	—					1.50—2	
Zehnerbillet					16	50					12—18	
II. Klasse					1	20						
Zehner					10	—						
Volksbad-Abende			1	—	1	20	1	—			—	80
Zehnerbillet			8	—			8	—			7	—
Massage mit Dusche			1	—							1	—
Zehnerbillet			8	—							8	—
Massage außerhalb			1.50—2								1.50—2	
Zehner			12—15								12—15	
Wäsche deponiert. Großes Fach halbjährl.			2	50			3	—			2	50
" " vierteljährl.	3	—										
Mittel Fach			1	50			1	50			1	50
Klein Fach			1	—							1	—
Wäsche-Miete. Handtuch	—	5	—	5	—	10	—	5	—	5	—	5
Badehose	—	5	—	5	—	5	—	5			—	5
Badetuch	—	10	—	10	—	15	—	20			—	10
Bademantel	—	15										
Badeanzug für Frauen	—	15	—	10	—	10	—	10			—	10
" " Mädchen	—	10	—									
Badehaube	—	5	—	10	—	5, 10	—	5			—	10
Materialien. Soda per Kilo	—	—	—	20	—	20	—	—			—	2
Soole per Liter	—	—	—	—	—	20	—	—				
Seife per Stück	—	10			—	5	—	—			5,10,15	

Statistik.

Hagen		Hannover		Heilbronn		Hildesheim		Karlsruhe		Köln		M.-Gladbach		Offenbach		Oldenburg		Stuttgart	
ℳ	₰	ℳ	₰	ℳ	₰	ℳ	₰	ℳ	₰	ℳ	₰	ℳ	₰	ℳ	₰	ℳ	₰	ℳ	₰
20	—	24	—	20	—	30	—	60	—	25	—	25	—	25	—	25	—	25	—
15	—	21	—	15	—	15	—	30	—	15	—	13	50	15	—	15	—	16	—
10	—	18	—	10	—													12	—
10	—			10	—					20	—	12	50	12	50	10	—	12	50
8	—			8	—	10	—			12	—	7	—	7	50	7	50	10	—
4	—			5	—													6	—
—	40	—	35	—	30	—	30	—	50	—	40	—	40	—	30	—	25	—	40
—	20			—	15	—	20	—	25	—	30	—	20	—	20	—	15	—	20
3	—	3	—	2	50	2	50	4	50	3	—	3	—	2	50	2	10	3	—
1	50			1	20	1	50	2	10	2	—	1	50	1	50	1	25	1	50
										—	10								
—	10				10	--	20			b.Tag	20	—	10					—	10
										—	10							—	10
10	—	9	—	10	—	6	—	10	--	10	—	10	—	8	—	5	—	10	—
5	—			5	—	6	—	6	—	6	—	5	—	5	—	5	—	6	—
				1	20					1	20	1	50					1	25
—	90	—	70	—	70	—	90	—	70	—	70	1	—		80	—	75	—	80
7	50	6	25	6	—	7	—	5	30	5	—	8	—	7	—	6	25	6	50
—	60			—	50	—	55	—	60	—	50	—	60	—	50	—	50	—	60
5	—			4	—	4	50	6	—	4	—	4	—	4	—	4	15	4	50
—	30											—	25			—	30	—	40
												2	—			2	50	3	—
																		—	25
																		—	20
1	25																	2	—
		1	—	1	50	1	50					1	25						
		8	—	12	—	12	50					10							
1	80			m.Dpf. 2	—					2	—	1	—	2	—			2	—
15	—			15	—					15	—	15	75	17	50			16	—
													—					1	50
																		12	—
				1	—									1	75			—	90
				8	—														
1	—			1	—					1	—	1	—					1	30
8	—			8	—					7	50	8	—					10	—
				1	50					1	50								
				12	—														
2	50	6		3	—	1	—	2	50	1	—	2	50	2	—	1	—	2	50
1	50	4	—	2	—							1	50					1	50
1	—			1	50			1	50			1	—	1	—			1	—
—	5	—	5	—	5	—	5	—	5			—	5	—	5			—	5
—	5	—	5	—	5	—	5	—	5			—	5	—	5			—	5
—	10	—	10	—	10	—	15	—	20			—	10	—	20	—	15	—	10
—	10	—	10	—	10	—	15	—	20			—	10	—	15	—	10	—	10
—	10			—	10	—	5	—	5			—	5	—	5	—	5	—	10
—	20			—	20	—	15					—	20			—	15	—	15
—	20			—	3	—	5					—	20			—	15	—	6
—	5				5,10,15	—	5						5 u. 10	—	5	—	5		5 u. 10

es, die Anzahl der von jeder Sorte im Betriebsjahr abgegebenen Badekarten zu bestimmen.

Frequenzvergleich. Was den Vergleich in Beziehung auf die Frequenz der einzelnen Anstalten betrifft, so kann eine Parallele natürlich nur unter Städten mit ungefähr gleicher Einwohnerzahl gezogen werden.

Unter den Städten von 130,000—200,000 Einwohnern hatten abgegeben:

Aachen	mit	1	Bassin	im	Jahr	1892	rund	61,000	Bäder,
Hannover	„	2	„	„	„	„	„	80,000	„
Magdeburg	„	2	„	„	„	„	„	173,000	„
Barmen	„	2	„	„	„	„	„	191,000	„
Bremen	„	2	„	„	„	„	„	243,000	„
Elberfeld	„	2	„	„	„	„	„	314,000	„
Stuttgart	„	1	„	„	„	„	„	339,000	„

Köln, eine Stadt mit 300,000 Einwohnern und 3 Bassins, Stuttgarter Frequenz. erzielte im gleichen Jahre 296,000 Bäder. Also hat Stuttgart nicht nur im Vergleich mit denjenigen Städten, die ungefähr gleiche Einwohnerzahl haben, die größte Frequenz aufzuweisen, sondern es hat auch alle andern Anstalten Deutschlands überhaupt, obgleich das Stuttgarter Bad noch nicht ausgebaut war, in dieser Beziehung weit überflügelt. Und da dieser Erfolg erzielt wurde ohne jede staatliche oder städtische Beihilfe, bei gehöriger Verzinsung aller anvertrauten Mittel, bei reichlichen Abschreibungen für Betriebsabnützung und unter entsprechender Zurücklegung eines Reservefonds, so glaubte der Verfasser es wagen zu dürfen, gleichsam die Initiative gegenüber den Schwesteranstalten zu ergreifen, seine Dienste anzubieten und die ihrigen in Anspruch zu nehmen.

Mögen diese Mitteilungen als ein erster Versuch angesehen werden, ein gemeinsames Band um alle diejenigen Anstalten zu schlingen, welche mit uns gleiche Ziele verfolgen, gegenseitige Förderung anzustreben und dazu anzuregen, daß die jeweils gewonnenen Erfahrungen auch fernerhin rückhaltlos in den Dienst unserer gemeinnützigen Sache gestellt werden!

Die vorstehende Preisstatistik für eine Anzahl von Bädern ergiebt, daß Jahres-Abonnements für das Schwimmbad an Erwachsene von einer Stadt mit 60 Mk. berechnet werden, von einer andern mit 40 Mk., von zweien mit 30 Mk. und von 8 Städten, worunter Stuttgart, mit 25 Mk., 3 Städte verlangen nur 20 Mk. Die Volksbäder-Preise bewegen sich zwischen 20 (Hildesheim), 15 (Dortmund) und 10 Pfg. (alle übrigen Städte), nur das stark dotierte Bremen macht mit 5 Pfg. eine Ausnahme. Billige Wannenbäder III. Klasse à 20 Pfg. werden in Stuttgart, Elberfeld, München-Gladbach und Heilbronn abgegeben. Wiegebillette werden überall mit 10 Pfg. bezahlt. Die Wäschepreise stellen fast alle Anstalten gleich; jedenfalls ist hier Stuttgart unter den billigsten.

Vergleichende Preisstatistik.

Führer durch das Haus.

Die Stuttgarter Anstalt als Vorgang.

Nachdem wir in großen Zügen über unsere bisherigen Erfahrungen berichtet, möchten wir an der Hand des nachstehenden „Führers durch das Haus“, die Gedanken, die uns bei unserem Bau leiteten, kurz darlegen. Nicht daß wir unsere Anstalt, die mit bedeutenden Schwierigkeiten bezüglich des Bauplatzes zu kämpfen hatte, zur unmittelbaren Nachahmung empfehlen wollten — die mannigfaltigsten Abweichungen sind ja möglich —, und je nach den örtlichen Verhältnissen wird die eine oder andere Lösung der Aufgabe geboten sein. Wohl aber dürfte unsere Anlage unter allen Umständen in mehr als einer Beziehung lehrreich sein, indem sie einen Maßstab für den Großbetrieb in allen Zweigen moderner Bade-Einrichtungen an die Hand giebt.

Erwägung der Pläne.

Sorgfältig und gründlich wurde zu Werk gegangen; mit unermüdlichem Eifer und rühmenswerter Geduld waren die Architekten Wittmann und Stahl bemüht, auf die Ideen des Verfassers einzugehen und die Wünsche des Aufsichtsrates in jeder Weise zu berücksichtigen. Plan um Plan wurde entworfen und verworfen, verbessert und wieder verbessert. Ja, als man schon im Begriffe war, die Grundmauern zu errichten, und es sich herausstellte, daß gewisse noch mögliche Aenderungen zum Vorteil gereichen dürften, so wurden auch diese neuen Kombinationen wieder geprüft und erwogen, um ganz ohne Rücksicht auf die so erwachsende Arbeit durchgeführt zu werden, sofern damit in der That eine bessere Lösung gefunden war.

Es empfiehlt sich jedenfalls lieber zu ändern, solange der Plan der Anstalt noch auf dem Papier steht, als nach Beginn des Baues Umänderungen vorzunehmen, die alsdann doppelt zeitraubend und kostspielig sind.

Stilwahl.

Nach reiflicher Ueberlegung haben wir für unsere Neubauten den maurischen und zwar den einfacheren maurisch-tunesischen Stil gewählt und zum Zweck der künstlerischen Ausschmückung des Hauses den als Orientmaler rühmlichst bekannten und durch sein feines Verständnis gerade für diesen Stil ausgezeichneten Historienmaler Max Bredt aus München gewonnen. Es mag ein Experiment genannt werden, gereicht aber jedenfalls den Architekten zur Ehre, daß sie objektiv genug dachten, die Ideen des Malers aufzunehmen, wo immer sich dieselben mit den äußerst schwierigen konstruktiven Anforderungen vereinigen ließen. Welch großen Wert der Verfasser neben der sicheren praktischen Grundlage und der architektonischen Schönheit auf das legt, was allein das geübte Malerauge für einen solchen Bau thun kann, und was sich in der harmonischen, malerischen Wirkung des Ganzen fühlbar macht, hat er dadurch bewiesen, daß er den Aufsichtsrat bewog, das immerhin große pekuniäre Opfer nicht zu scheuen, das der Gesellschaft aus der Gewinnung des Herrn Bredt, welcher der Anstalt während 5 Monaten einen Teil seiner Zeit widmete, erwachsen ist.

Mitwirken des Kunstmalers Bredt.

Façade.

Die sich sehr auffallend präsentierende Façade ist als ein Provisorium zu betrachten, da das Gebäude eigentlich als Hinterhaus gedacht war. Nach unserem Grundsatz, wonach bei einer Badeanstalt die Bäder selbst zur Hauptsache zu machen sind, und nach welchem es besser ist, allmählich nach dem sich ergebenden Bedürfnis vorzugehen, dafür aber alles, was erstellt wird, sofort recht und gut zu machen, bleibt bis auf weiteres das Vorrücken des Gebäudes an die Straßenfronte der Zukunft vorbehalten.

Eingänge.

Das Stuttgarter Schwimmbad hat drei Eingänge, den Haupteingang an der Büchsenstraße, eine Einfahrt als Nebeneingang ebenfalls an der Büchsenstraße und den dritten Zugang für die Besucher aus der oberen Stadt von der Schloßstraße aus. Durch den Haupteingang gelangen wir sofort in die eigentlichen, jedermann zugänglichen Repräsentationsräume des Hauses, in die schöne, mit echtem Marmor ausgestattete Vorhalle und den in tunesischem Stil gehaltenen, originellen Restaurationsraum des Bades mit seinem eigenartig konstruierten Metallplafond, seinen Holzschnitzereien, seiner Empore und seiner sonstigen zweckdienlichen Ausstattung. Links gelangt man, wie der Plan ausweist, durch einen schön gewölbten Bogengang in die Frauen-Abteilung, rechts in die für Männer bestimmte Abteilung. Die Wandelgänge, von denen der eine die stattliche Länge von 100 Metern aufweist, führen bequem an den Herren- und Damen-Frisier-Räumen vorüber und sollen den von den Bädern Kommenden eine Zwischentemperatur bieten, was besonders in der kühleren Jahreszeit für viele zur Erkältung geneigten Personen von Wert sein dürfte.

Repräsentationsräume. Restauration. Frauen-, Männerabteilung. Frisierräume.

Herrenschwimmbad.

Das Herrenschwimmbad befindet sich im alten Bau. Größer als das der Frauen, hat es sich bereits in jeder Beziehung bewährt. Im Gegensatz zum Neubau ist diese Abteilung im Renaissance-Stil ausgeführt. Ein prächtiger, reich bemalter Holzplafond schmückt die Decke der Schwimmhalle, welche folgende Sprüche zieren:

Des Wassers Kraft
Gesundheit schafft.

Den Wassern hat der Schöpfer Wunderkraft verlieh'n,
Sie erquicken alles, was Leben haucht.

Jugendkraft und Jugendlust
Wird sich recht im Bad bewußt.

„Täglich in die Flut"
Thut Leib und Seele gut.

Rein sei draußen, rein sei drinn',
Rein die Rede, rein der Sinn!

Hippokrates hat's schon gewußt,
Das Bad ist heilsam, welche Lust!

Das Beste ist das Wasser.

Gottes Brünnlein hat Wasser's die Fülle.

Wenn auch die unmittelbare Verbindung des Schwimmbades mit dem Dampfbad für Herren durch die Situation des Bauplanes ausgeschlossen war, so wurde doch Sorge getragen, diese Verbindung überhaupt zu ermöglichen. Auch durch die größere Anlage der Dampfbäderbassins wurde, soviel als thunlich, für die weitere Entfernung vom Schwimmbade Ersatz geschaffen. Herrendampfbad.

Wenden wir uns nun der Frauenabteilung zu, so dürfte unbestritten der Glanzpunkt derselben das Frauenschwimmbad sein. Eine doppelte Bogenstellung, durch massive, weiße Sandsteinsäulen getragen, giebt dem Ganzen einen eigenartig monumentalen Charakter, dessen Wirkung noch erhöht wird durch Gallerien, zierlich durchbrochenes Holzwerk und reichen Farbenschmuck. Ein durch 5 Oberlichter durchbrochener, reich geschmückter Metallplafond schließt die hohe Halle nach oben ab. Des Abends erstrahlt das Haus von maurischen Lampen, durch Meister Stotz erstellt, in elektrischem Lichte. Sanft bewegt, gleich einem ruhig dahinziehenden Fluß, erglänzt die mit blauen Fließen und rotem Marmor eingefaßte Wasserfläche, an deren einer Schmalseite ein mächtiger altromanischer Löwenkopf unermüdlich frisches Wasser spendet. Große Spiegelflächen schließen die gegenüberliegende Wand ab und gewähren, indem sie die Durchsicht in das Frauendampfbad eröffnen, eine weite reizvolle Perspektive. Die einzelnen Zellen ringsum sind durch maurische Vorhänge in bunter Stickerei geschlossen, farbige Majoliken, plastisch, dekorative Ornamente zieren in strahlender Farbenpracht die Wände. Der Eindruck, den der Nahende empfängt, ist ein geradezu zauberhafter. Man fühlt sich gleichsam in eine andere Welt entrückt, in der nichts Frauenabteilung. Frauenschwimmbad.

an das gewöhnliche, mühevolle Alltagsleben erinnert, damit ist erreicht, was der Verfasser erwünscht, und was der Künstler erstrebt hat.

Frauendampfbad. Die unmittelbare Verbindung des Frauenschwimmbades mit dem Frauendampfbad dürfte eine der glücklichsten baulichen Lösungen sein; ebenso befriedigend ist die Anordnung der einzelnen Dampfbäderräume, die sich durch reichere, teils Marmor-, teils Sandsteinsäulen-Stellungen auszeichnen, bestimmt das schwere Gewicht der darüber befindlichen Wasserbassins zu tragen. Eine große Schwierigkeit bestand darin, einesteils für die I. Klasse von den Ruheräumen getrennte besondere Auskleidezellen zu schaffen, andererseits dem großen Bedürfnis eines billigen Dampfbades durch weitere Ruheräume Rechnung zu tragen, die, wenn auch etwas entfernter gelegen, immerhin noch in unmittelbare Verbindung mit den Dampfbädern zu bringen waren.

Dampfbad. So ist nun das Dampfbad an sich zwar für alle gleich, der Unterschied der Klassen, bezw. des Preises aber durch die mehr oder minder komfortable Ausstattung der Auskleide- und Ruheräume bedingt.

Herrendampfbad. Ueber dem Frauendampfbad, dasselbe beträchtlich überragend, befindet sich das Herren-Dampfbad, welches von der Männerabteilung aus seinen Zugang hat. Dasselbe wurde, dem größeren Bedürfnis entsprechend, in jeder Hinsicht vollkommener und reicher ausgestattet. Während zu billigerem Preis auch hier weitere Ruheräume in dem darüber liegenden Stockwerk angeordnet sind, betritt der Besuchende, der I. Klasse zu baden wünscht, zunächst den mit abgeschlossenen Zellen versehenen Auskleidesaal und von da aus das gewölbte, von Säulen getragene, mit Oberlicht und farbigem Seitenlicht versehene fächergewölbte Warmluftbad, nebst anstoßendem Heißluftbad.

Warm-, Heißluftbad. Dieser Raum ist einfach ausgestattet, mit Ruhebänken und Trinkbrunnen versehen und so konstruiert, daß der Fußboden der Reinlichkeit wegen je nach Bedarf mit Wasser überrieselt werden kann.

Ist der Badende in Schweiß geraten, so verfügt er sich in

Massage- und Abseifesaal.

den bis zur Decke mit weißen Fließen bekleideten Massage- und Abseifesaal, dessen größter Schmuck die äußerste Reinlichkeit ist. Hier wird er von geübten Händen nach allen Regeln der Kunst gebürstet und geknetet, um dann, durch laue Duschen abgespült, den Schwitzprozeß im eigentlichen Dampfbad fortzusetzen. Auch dieses Gelaß ist mit Kreuzgewölb und farbigem Seitenlicht versehen und stellt sich als ein durchaus, selbst an der Decke mit weißen Fließen ausgelegter, durch seine Solidität und äußerste Reinlichkeit bei aller Zierlichkeit imponierender Raum dar.

Marmorfußbäder mit stark erwärmtem Wasser.

Marmorbänke laden zum Sitzen ein, Marmorfußbäder mit stark erwärmtem Wasser, (eine hier zuerst eingeführte Neuerung,) bieten dem darnach Verlangenden erwünschte Ableitung vom Kopf.

Dampferzeugung.

Während in dem ebenso erstellten Dampfraum der Frauenabteilung im unteren Stock die Erzeugung des milder gewünschten Dampfes durch Wasser erfolgt, das über Tropfsteine rieselt, so ist in der Herren-Abteilung stärkere Dampfentwicklung angezeigt. Ja es ist sogar dafür gesorgt, daß diejenigen, welche hierin ein Aeußerstes thun wollen, noch einen zweiten Heißdampfraum zu ihrer Verfügung vorfinden.

Heißdampfraum.

Wenn wir die reiche Dusche-Gelegenheit im Dampfbad selbst benützt haben und diese Räume verlassen, empfängt uns das architektonisch schön ausgebildete Laubad.

Laubad.

Rot und weiße säulengeschmückte Sandsteinpfeiler tragen das reizende Kuppeldach mit seinem ausgiebigen Oberlicht. Das Bassin selbst, mit blau und weißen Fließen ausgelegt, bildet nach den vorangegangenen Prozeduren eine gewisse behagliche Ausspannung. Freudig genießt das Auge, nachdem es in den Dampfbädern von allen Farbeneindrücken ausgeruht, die wirkungsvolle Dekoration dieses mit Marmorfußboden ausgestatteten schönen Raumes. Die Wölbung ziert in grünlichem Schimmer ein reizvolles echt maurisches Motiv, die Stockwerk-Höhe durchbricht ein Kranz von Loggien, durch Pflanzen und Teppiche geschmückt, welche nach rückwärts mit dem Wandelgang des Sonnenbades in Verbindung stehen.

Sonnenbad.

Hat der Badende sich hier Genüge gethan, so betritt er

Duschensaal. den sich gegen das Laubad weit öffnenden Duschensaal, ein ganz orginell ausgestattetes Gemach mit einem Kalt-Bad, sowie mit Duscheapparaten versehen, wie sie in reicherer Auswahl und besserer Ausführung nirgends geboten werden können. Wem das kleinere Kaltbad nicht genügt, hat das Recht, durch einen vollkommen erwärmten Gang in das Herrenschwimmbad zu wandern. Die Frauen, deren Dampfbad ziemlich ähnlich ausgestattet ist und deshalb hier nicht näher beschrieben werden soll, erreichen ihr Schwimmbad ja schon nach wenigen Schritten.

Leicht abgetrocknet und mit erwärmtem Bademantel bekleidet, Ruheraum. betreten wir zum Schluß den Ruheraum, in dem der Künstler so recht gezeigt hat, welche Wirkung richtig angebrachter dekorativer Schmuck und harmonisch zusammengestimmte Farbengebung zu erzielen vermögen. Man muß das sehen, um es beurteilen zu können! Wohin das Auge des auf behaglichem Ruhebett ausgestreckten Gastes auch fällt — überall trifft es bei reicher Mannigfaltigkeit trotz der oft mit großer Kühnheit angewandten, ungebrochenen kecken Töne in leuchtenden Pereira-Farben auf die wohlthuendste Harmonie. Ueberall schauen wir an Decke und Wänden die reizendsten Details an plastischen maurischen Flachornamenten, welche das Auge mit Genuß verfolgt. Den Alte tunesische Fließen. Sockel zieren 300 Jahre alte echte tunesische Fließen, eine Erwerbung, welche die Gesellschaft der Vermittelung des Hrn. Bredt verdankt. So haben diese Platten hier eine Stätte gefunden, wo sie noch manches Kenner- und Laienauge entzücken werden. Ein Teil des Sales lädt mit seinen kleinen maurischen Fensterstellungen und der darüber befindlichen Gallerie zu lauschiger Zurückgezogenheit ein. Ein von vergoldetem arabischem Bogen umrahmter erhöhter Erker ermöglicht vermittelst einer abschließenden großen Glaswand den Durchblick in das Laubad. In der Mitte des weiten Gemachs steigt, von Stalaktiten Kuppel. getragen, die schöne Kuppel auf, die Spenderin eines zart himmelblau gefärbten Oberlichts, welches für die Nacht durch elektrisches Licht aus maurischem Leuchter ersetzt wird. Zierlich aufgestellte Krüge und Geräte, farbenprächtige echtpersische

Teppiche, welche besonders zum Belag des Fußbodens verwendet sind, vollenden den Eindruck wohligen Behagens.

Wem der stille Aufenthalt in so schöner Umgebung oder das Wandeln in dem, durch eine Gallerie leicht erreichbaren Sonnenbaderaum noch nicht genügt, wem zur Gemütlichkeit eine gute Cigarre oder zur Stärkung ein Imbiß oder Trunk erforderlich erscheint, für den ist in der anstoßenden kleinen Trinkstube Vorsorge getroffen. Wir wünschen, daß unsere Gäste sich bei uns behaglich fühlen, und daß insbesondere auch dem vielleicht von der Reise ermüdeten Fremden, welcher in unserer Stadt Rast machen möchte, Gelegenheit geboten werde, einmal wieder einige Stunden seiner Gesundheit und der Erholung zu leben. Daß es für dringende Fälle auch nicht an Schreibgelegenheit fehlt, versteht sich von selbst.

Trinkstube.

Schreibgelegenheit.

Diesen mit aller Sorgfalt ausgestatteten Gesellschaftsbädern, welche, wie schon die Pläne ergeben, besondere Abteilungen für sich bilden, stehen unsere Heilbäder im engeren Sinn gegenüber, deren Einrichtung zwar einfacher ist, in Bezug auf Zweckmäßigkeit und Fürsorge für Reinlichkeit aber jeglichen Vergleich ertragen können. Auch hier sind gesonderte Abteilungen für Männer und Frauen vorhanden, Fließen bedecken die Wände und den Fußboden; Ventilation, Luftdurchwärmung und elektrisches Licht fehlen nicht.

Heilbäder.

Für Kaltwasserkuren sind die neuesten Einrichtungen gewählt worden, wobei die von dem Verfasser auf seinen Reisen gesammelten Erfahrungen ausgiebig benützt wurden. So sind z. B. die Duschen so montiert, daß sie nur von einer Zentrale aus durch den Bademeister oder die Badefrau, die es in der Hand haben, denselben jede erforderliche Temperatur zu geben, bedient werden können; das Publikum wird also nicht zum Schaden seiner Gesundheit nach Willkür verfahren können, sondern nach vernunftgemäßer Vorschrift bedient sein. Die Medizinalbäder und die Kaltwasserkur stehen den Herren Aerzten ganz speziell zur Verfügung. Es kann denselben, dank unserer exakten Ein-

Kaltwasserkuren.

richtungen, alle Garantie geboten werden, daß genau nach ihren Vorschriften verfahren wird (vergl. S. 61, 70).

Wannenbäder. Unsere Wannenbäder wurden mit Rücksicht darauf gruppiert, daß eine leichte Bedienung ermöglicht werde. Wir haben hauptsächlich noch ganz billige, sowie ganz fein ausgestattete Bassinbäder geschaffen.

Unsere Preise. Wer sieht, was wir schon für 25 Pfg. einschließlich Wäsche bieten, wird sich überzeugen, wo der Schwerpunkt unserer Bestrebungen liegt. Ein Schwimmbad fürs Volk um 10 Pfg., ein Schüler-Klassenbad um den gleichen Preis, ein Dampfbad schon um 80 Pfg. bis M. 1.— bei guter Bedienung — zu liefern ist unter solchen Reinlichkeitsbedingungen und in der von uns gewährten Vollständigkeit nur dadurch zu ermöglichen, daß wir auf die Massenteilnahme der bemittelten Stände rechnen. Diesen Teilnehmern bieten wir dafür aber auch etwas, was nur auf dem Wege des Großbetriebes in solcher Billigkeit erstellt werden kann.

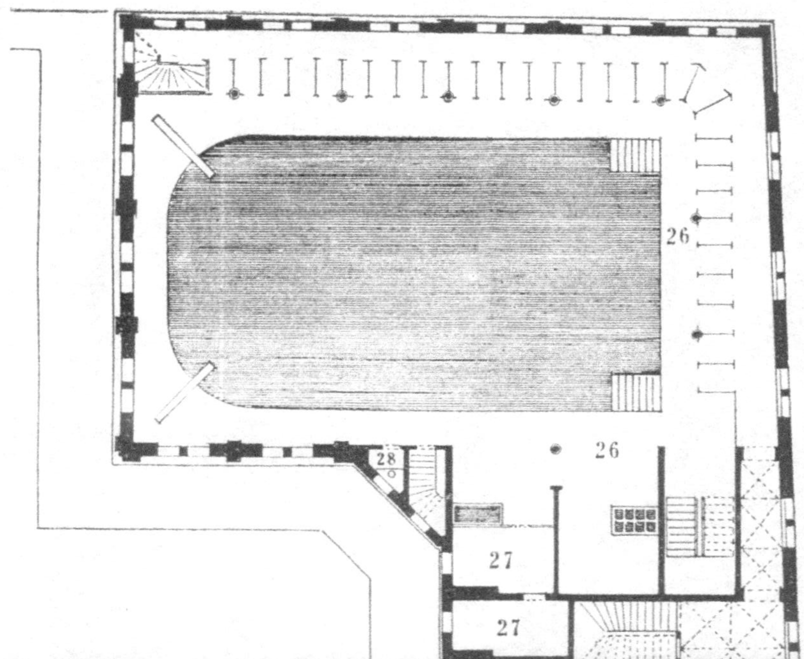
26
26
28
27
27

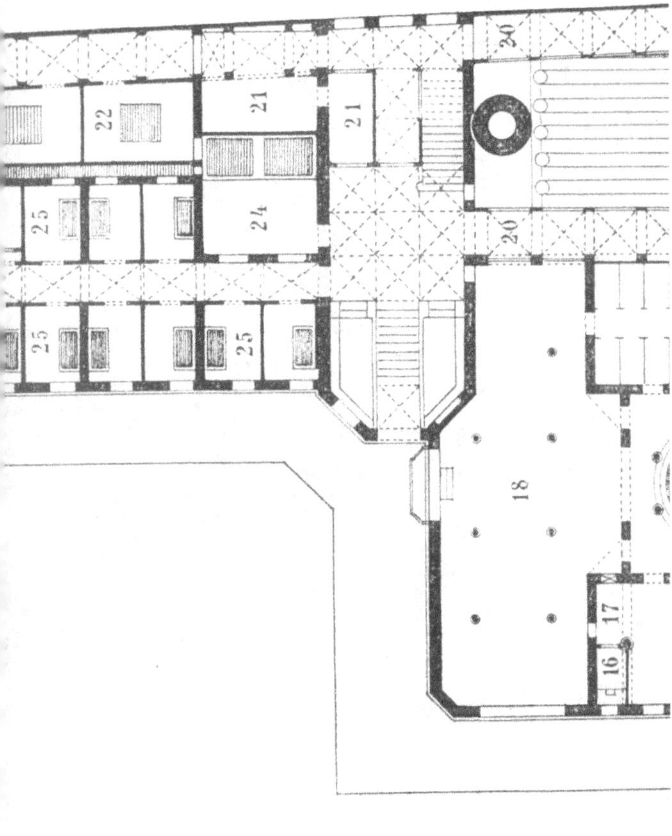
20
21
21
22
24
25
25
25
20
18
17
16

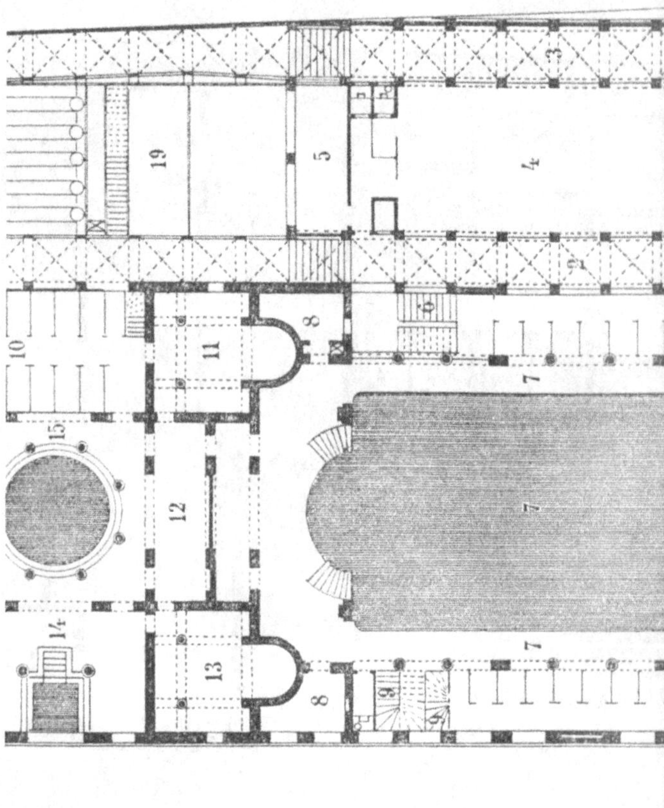

3
4
5
19
2
6
8
10
11
15
12
7
14
13
9

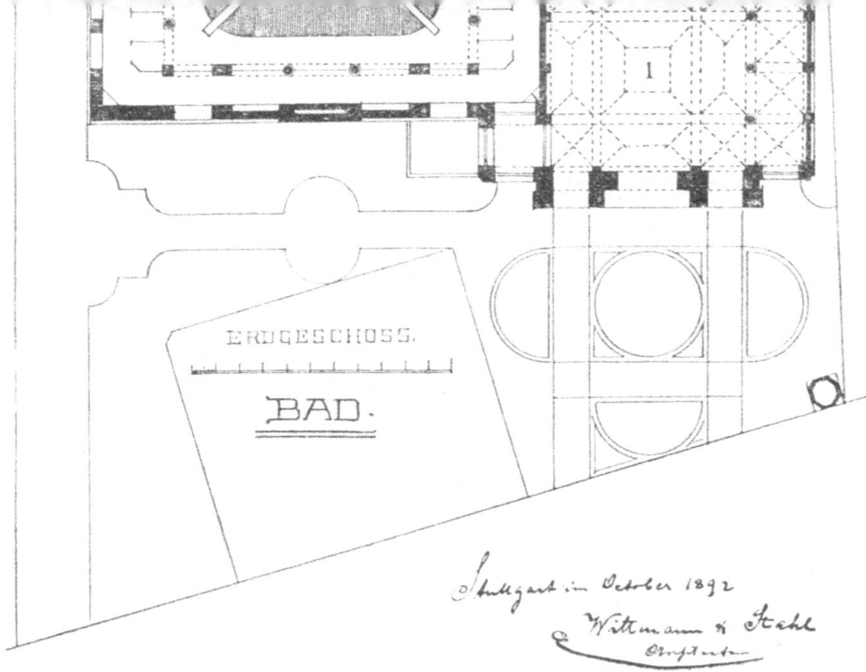
1
ERDGESCHOSS.
BAD.
Stuttgart im October 1892
Wittmann & Stahl
Architekten

Führer durch das Haus.

(Siehe Pläne und deren Numerierung.)

Erdgeschoß.

1) Haupteingang von der Büchsenstraße mit großer Vorhalle und der daselbst befindlichen Kasse.

2) Gang in das Frauenbad: Links.

3) Gang in das Männerbad: Rechts.

4) Restauration mit Toilette und Aborten.

5) Frisierraum für Frauen.

6) Treppe nach dem 1. Untergeschoß und in das Frauenschwimmbad, bis in den 2. Stock führend.

7) Schwimmbad für Frauen, durch alle Stockwerke gehend, enthält:

1 Schwimmbassin: 12 Meter breit, 18,5 Meter lang, 3,5 Meter tief (an der tiefsten Stelle) nach Monniers System erstellt; an den zwei Einsteigetreppen und den angrenzenden Räumen befinden sich je eine starke kalte Strahldusche, acht Brauseduschen, zur ersten Körperreinigung dienend, sechs kleine Marmorbassins zur Fußreinigung.

8) 2 Erwärmungsräume mit je 3 weiteren Duschen zur Körperreinigung.

Im Bassin sind 8 Ueberläufe mit Geruchverschluß angebracht, welche das durch den ständigen Zufluß verdrängte Wasser aufnehmen und abführen.

Es sind vorhanden:

66 geschlossene Auskleidezellen
234 offene desgl.

zusammen 300 Auskleideplätze, hiervon befinden sich 23

Räume im Erdgeschoß, ferner:

Wäscheaufbewahrungsräume,

9) Treppen zu und von der Gallerie im 1. Stock, woselbst sich noch weitere geschlossene und offene Auskleideplätze für Kinder befinden.

Russ.-Römisches Bad für Frauen:

10) Auskleideraum mit 12 Auskleidezellen I. Klasse.

11) Ein Heißluftraum (Röm. Bad).

12) 1 Massageraum mit 2 Massagebänken, 1 Dusche und einem Durchgang zum Frauenschwimmbad.

13) 1 Dampfraum (Russ. Bad) mit drei kleinen Fußbassins von Marmor, einer Wasserbrause und einem Dampfstrahl.

14) Duscheraum mit Kaltwasser-Bassin und den verschiedenartigsten Duschen.

15) Warmes Vollbad-Bassin.

16) Abort.

17) Abtrockenraum.

18) Ruhesaal mit 14 Ruhelagern I. Klasse.

19) Kesselhaus.

20) Durchgang ins alte Badegebäude.

21) Kasse für den Eingang von der Schloßstraße und Wäscheabgabe.

22) Frisierraum für Herren.

23) Bureau.

24) Nobelbad mit zwei Marmorbassins für Männer.

25) 3 Badezellen I. Klasse für Männer,
8 desgl. II. Klasse ebenso.

26) Schwimmbad für Männer, durch 2 Stockwerke gehend, enthält:

1 Schwimmbassin, 13,5 Meter breit, 24 Meter lang, 3,5 Meter tief.

60 geschlossene Auskleidezellen
194 offene Auskleideplätze

zus. 254 Auskleideplätze, wovon sich 30 im Erdgeschoß befinden. Wie in der Frauenabteilung, sind an den zwei

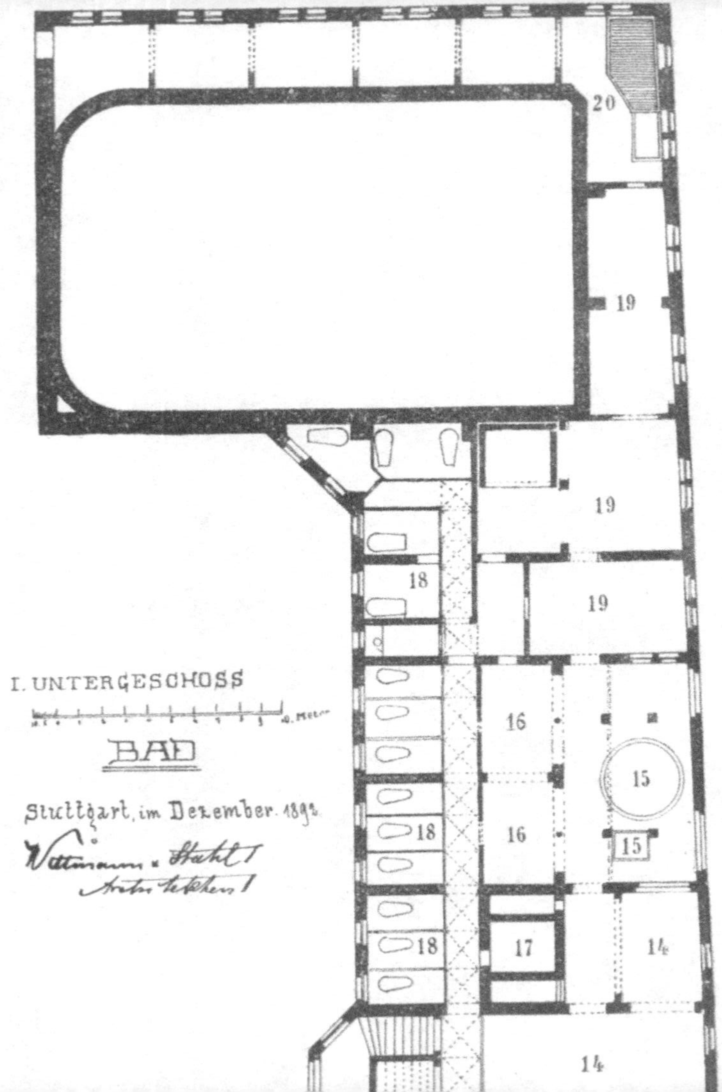
20
19
19
19
18
18
18
16
16
15
15
17
14
14
I. UNTERGESCHOSS
BAD
Stuttgart, im Dezember 1893

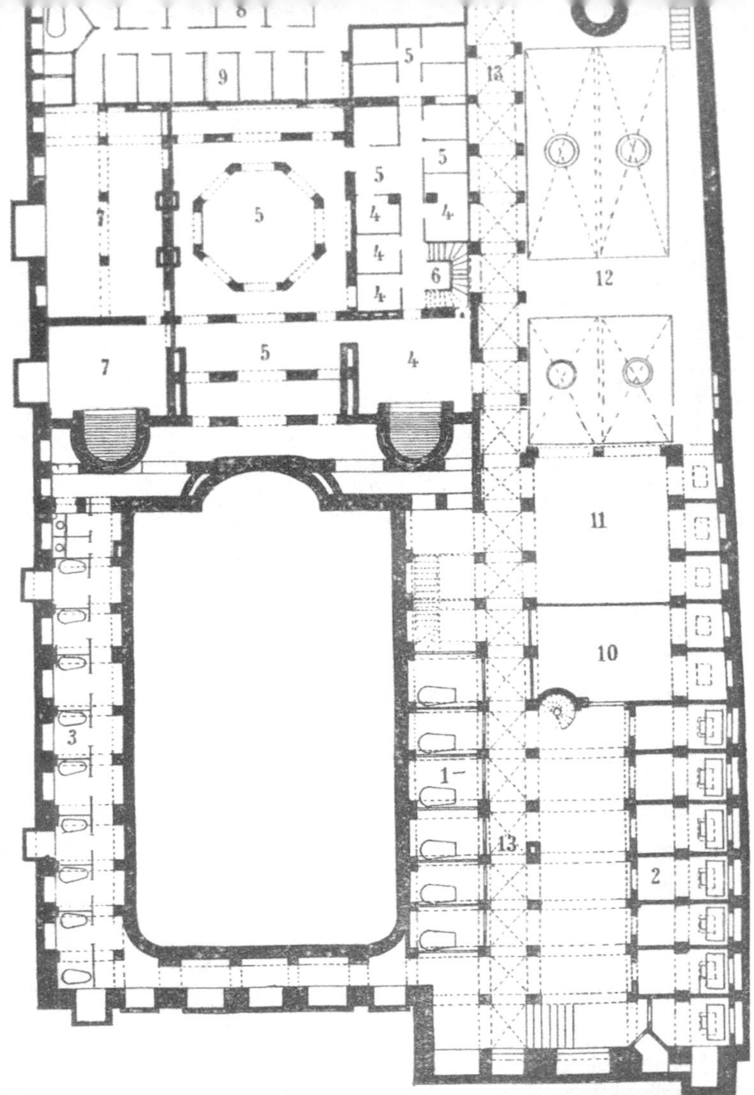
8
9
5
13
5
5
7
5
4
4
4
4
6
12
7
5
4
11
10
3
1
13
2

Einsteigetreppen angebracht: je 1 kalte scharfe Strahldusche, ferner im angrenzenden Raume 12 gewöhnliche Brausen zur ersten Körperreinigung und 8 kleinere Bassins zur Fußreinigung.

27) Erwärmungsraum.

28) Abort.

Erstes Untergeschoß.

Das erste Untergeschoß geht durch das ganze Badegebäude. Wenn wir es zunächst vom Haupteingang aus betreten, so finden wir zuerst:

1) 6 Badezellen für medizinische Frauen-Bäder.

2) 7 Badezellen mit Marmorbassins für Frauen und 1 Kinderbad.

3) 9 Badezellen III. Klasse für Frauen.

4) Kaltwasserheilbad für Frauen, mit 2 Dampfschwitzkasten, 1 Dampfschwitzbett, einer Massagebank und den verschiedenartigsten Duschen, von einer Zentrale aus geleitet, Sitzbädern und einem größeren Bassin für Kaltwasserbad.

5) Auskleide- und Ruheräume für die genannte Abteilung, zugleich auch für das Russ.-Röm. Bad II. Klasse für Frauen, zu welchem von hier aus

6) eine Treppe führt. Im Ruheraum befinden sich 16 Ruhelager.

7) Kaltwasserheilbad für Männer, (ebenso wie in der Frauenabteilung eingerichtet).

8) 6 Badezellen für medizinische Bäder.

9) Auskleide- und Ruheraum mit 7 Ruhebetten.

10) Restaurations-Küche.

11) Maschinenräume für die elektrische Lichtanlage des gesamten Badegebäudes (Siehe auch 2. Untergeschoß 1).

12) Kesselhaus mit 4 Dampfkesseln und Zubehör.

13) Durchgang ins alte Badegebäude.

14) Maschinenhaus mit Dampfmaschine für den Betrieb der Waschküche, der Brunnenpumpe und der zwei Ventilatoren der Hauptventilationsanlage, ferner die Verteilungsanlage für die Dampf- und Wasserversorgung des ganzen Badegebäudes,

ein ungefähr 12 Kubikmeter haltender Kessel für die Heiß-Wasserversorgung und ein ungefähr 8 Kubikmeter haltender Kessel mit lauem Wasser zur Speisung der Duschen in den verschiedenen Räumen.

15) Brunnen, ungefähr 40 Meter tief, 3 Meter breit mit Pumpanlage.

16) Reparatur-Werkstätte.

17) Hauptventilationsschacht mit 2 Ventilatoren und Heizanlage.

18) 14 Badezellen III. Klasse für Männer.

19) Waschküche mit Waschmaschine, Zentrifuge, Rolle und einem großen Wäsche-Trocknenapparat mit sieben Schiebefächern.

20) Hundebad mit kleinerem Badebassin und größerem Schwimmbassin und seinen verschiedenen heizbaren Trockenkästen.

Zweites Untergeschoß.

Ein zweites Untergeschoß befindet sich nur in dem von uns jetzt vollendeten Neubau und enthält:

(Siehe auch 11 1. Untergeschoß)

Maschinenraum für die elektrische Lichtanlage des gesamten Badegebäudes

Accumulatorenraum

Kohlenlagerräume

Klärgrube für sämtliche Closetanlagen (System B. Röber Nachfolger, Dresden)

Heizkammern (für die Erwärmung der Russ.-Röm. Bäder, der Kaltwasser-Heil-Anstalten und zur Erwärmung des Frauenschwimmbades und dessen Fußboden)

Ventilations-Kanäle für die Räume des Neubaus, verbunden mit der Hauptventilationsanlage des alten Badgebäudes.

Restaurationskeller.

1. Stock.

Treppe, beim Frauenschwimmbad vorbeiführend.

1) 6 Badezellen I. Klasse für Frauen

7 desgl. II. „ ebenso

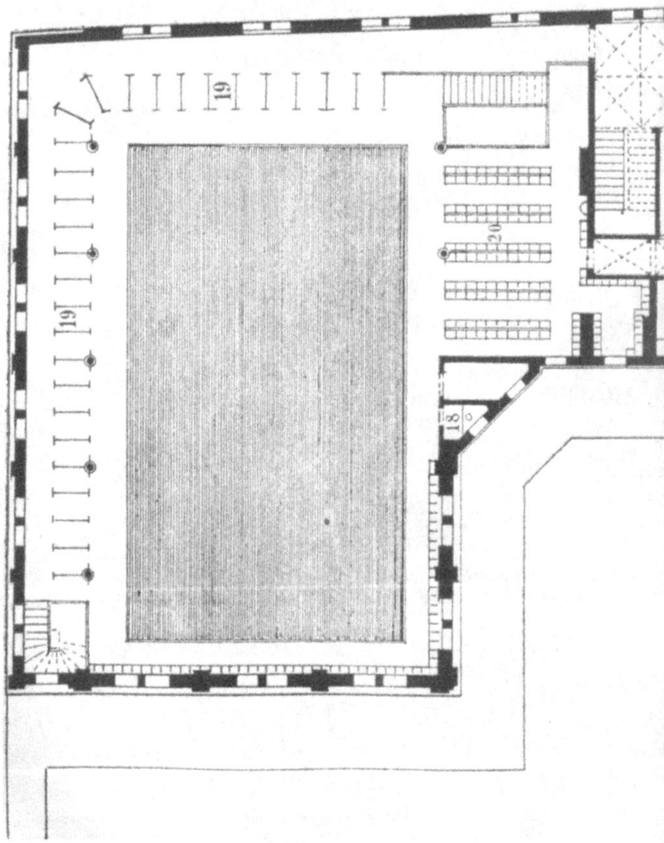
19
19
20
18

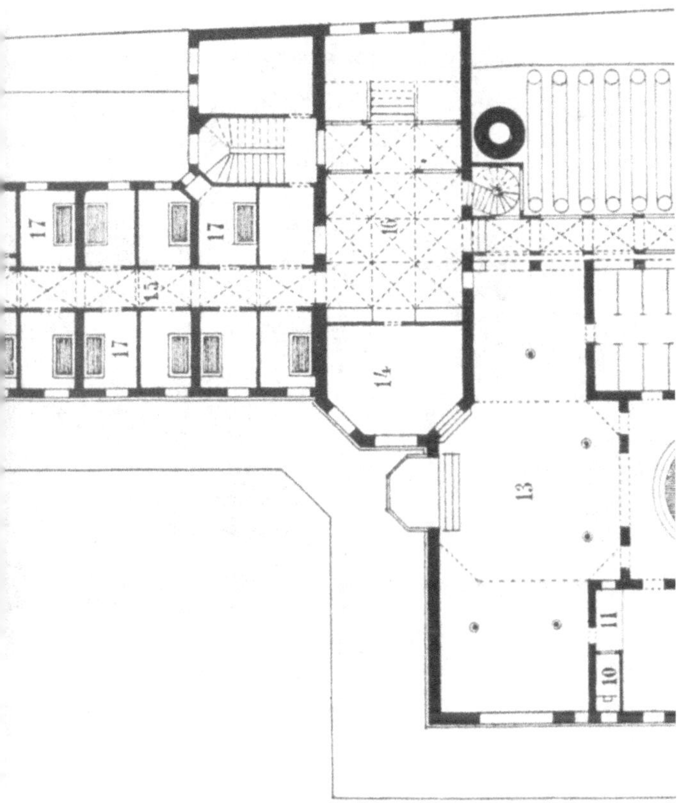
17
17
15
16
17
14
13
11
10

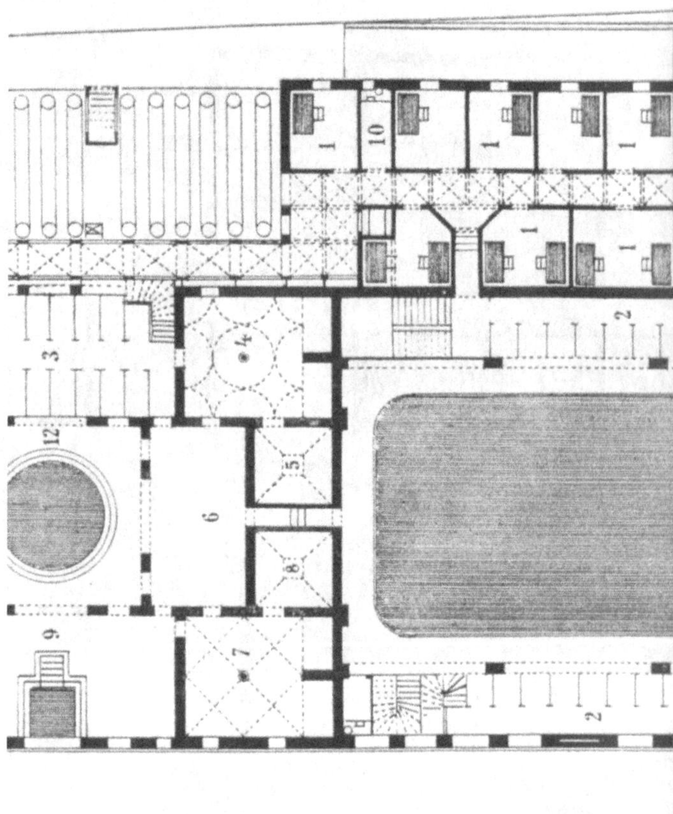
1
10
2
3
4
5
6
7
8
9
12

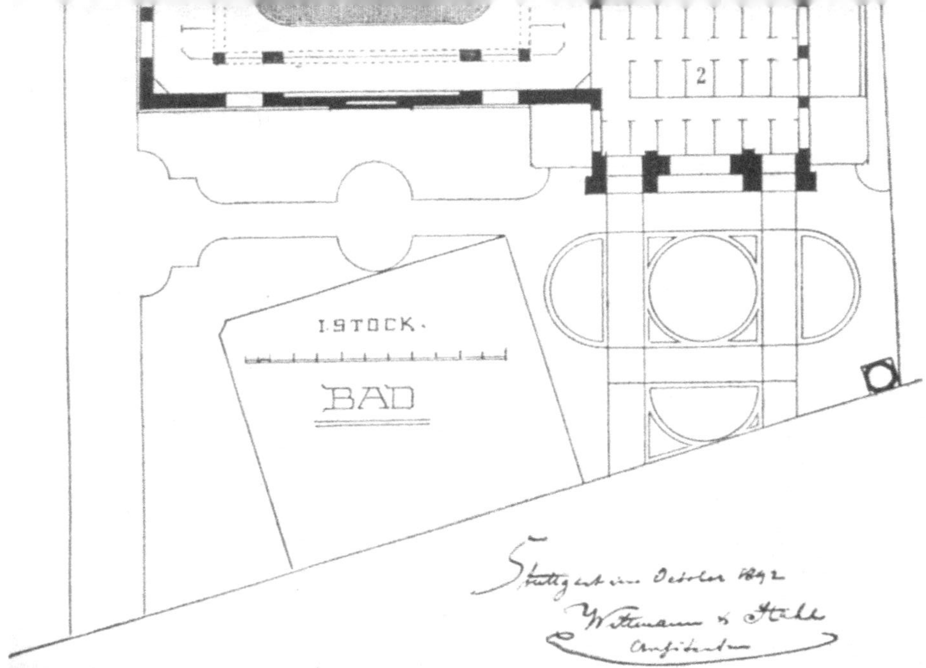
2
I. STOCK.
BAD
Stuttgart im October 1892
Wittmann & Stahl
Architekten

2) 43 Auskleidezellen im Schwimmbad für Frauen. (Siehe 8. Erdgeschoß.)

Russ.-Röm. Bad für Männer.

3) Auskleideraum mit 22 Auskleidezellen I. Klasse.

4) Warmluftbad (Röm. Bad).

5) Heißluftbad (Irisches Bad).

6) Massageraum mit 3 Massagebänken und 1 Dusche.

7) Dampfbad (Russ. Bad) mit Dampf- und Dampfstrahldusche nebst Wasserbrause und drei kleineren Fußbassins aus Marmor.

8) Heiß-Dampfbad.

9) Duschenraum mit Kaltwasserbassin, mit verschiedenen schottischen Duschen, mit Rücken-Sitz-, Strahl- und großer Manteldusche.

10) Aborte und Toilette.

11) Abtrockenraum.

12) Warmes Vollbadbassin.

13) Ruhesaal mit ungefähr 20 Ruhelagern I. Klasse.

14) Rauch- und Trinkzimmer.

15) Durchgang zum Männerschwimmbad.

16) Warteraum für Männer.

17) 4 Wannenbäder I. Klasse für Männer,
9 desgl. II. „ ebenso.
3 Kinderbäder.

18) Abort.

19) 30 Auskleidezellen im Männerschwimmbad. (Siehe 29 Erdgeschoß).

20) 194 Auskleideplätze für Schüler desgl.

2. Stock.

1) Aufgangstreppe (beim Frauenschwimmbad vorüberführend.)

2) Beamtenwohnung.

3) Gallerie: ungefähr 75 offene Auskleideplätze.

4) Schülersaal: ungefähr 140 desgl.
(S. auch 8 Erdgeschoß.)

5) 3 Auskleidesäle mit 22 Auskleidezellen II. Klasse mit je einem Ruhelager für das Russ.-Röm. Herren-Bad.

6) Sonnenbad, Wandelgänge u. s. w.

7) Gallerie des Ruheraums I. Klasse des Russ.-Röm. Bades für Herren.

8) Auf- bez. Abgangstreppe von den Ruheräumen II. Klasse zum Russ.-Röm. Bad.

9) Beamtenwohnung.

10) Warteraum.

11) 10 Bäderäume II. Klasse für Männer,
7 desgl. III. ebenso

12) Dachbodenraum.

Das Areal umfaßt eine Grundfläche von 33 a 64 qm.
Im ganzen Badegebäude sind nunmehr enthalten:

13	Badezellen	I. Klasse
46	"	II. "
30	"	III. "
7	Bassins	
2	Nobelbäder	
4	Kinderbäder	
zusammen 102	Bäder;	

1 Herrenschwimmbad mit 550,000 Liter Kubikinhalt und 254 Auskleideplätzen, 1 Frauenschwimmbad mit 400,000 Liter Kubikinhalt und 300 Auskleideplätzen, 1 Russ.-Röm. Bad für Herren mit einer Fläche von 652,50 qm und 51 Auskleidezellen, 1 Russ. Röm. Bad für Frauen mit einer Fläche von 516,00 qm und 28 Auskleideplätzen.

1 Kaltwasserkur für Männer mit einer Fläche von 160 qm und 7 Auskleidezellen.

1 Kaltwasserkur für Frauen mit einer Fläche von 210 qm und 8 Auskleidezellen.

1 Sonnenbad.

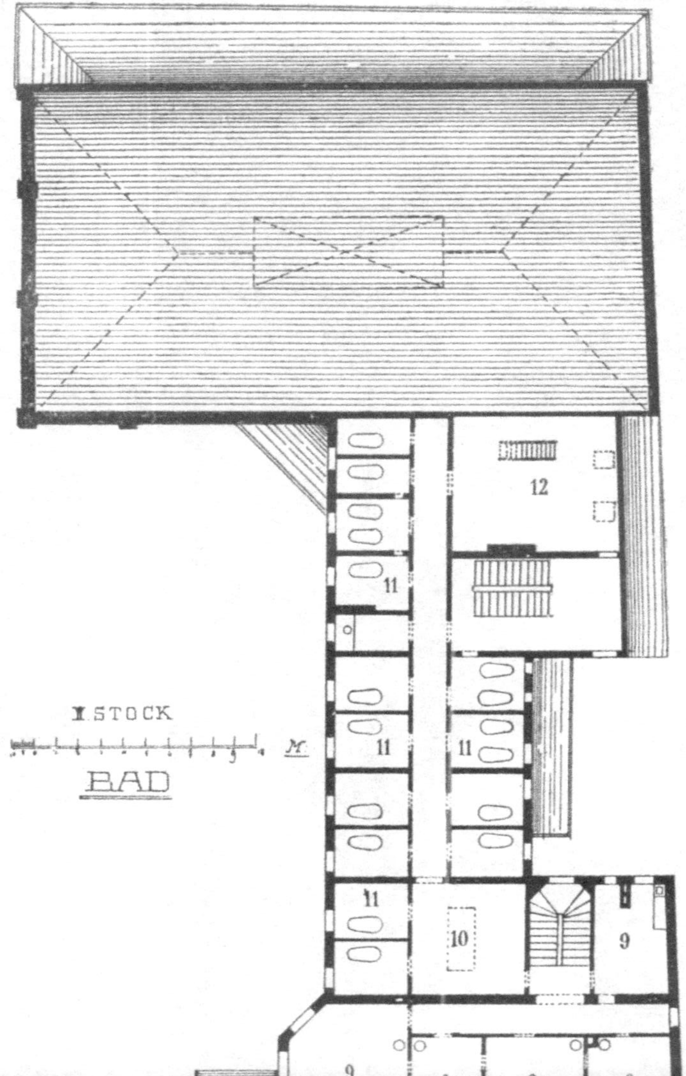
12
11
11
11
11
10
9
9
I. STOCK
M.
BAD

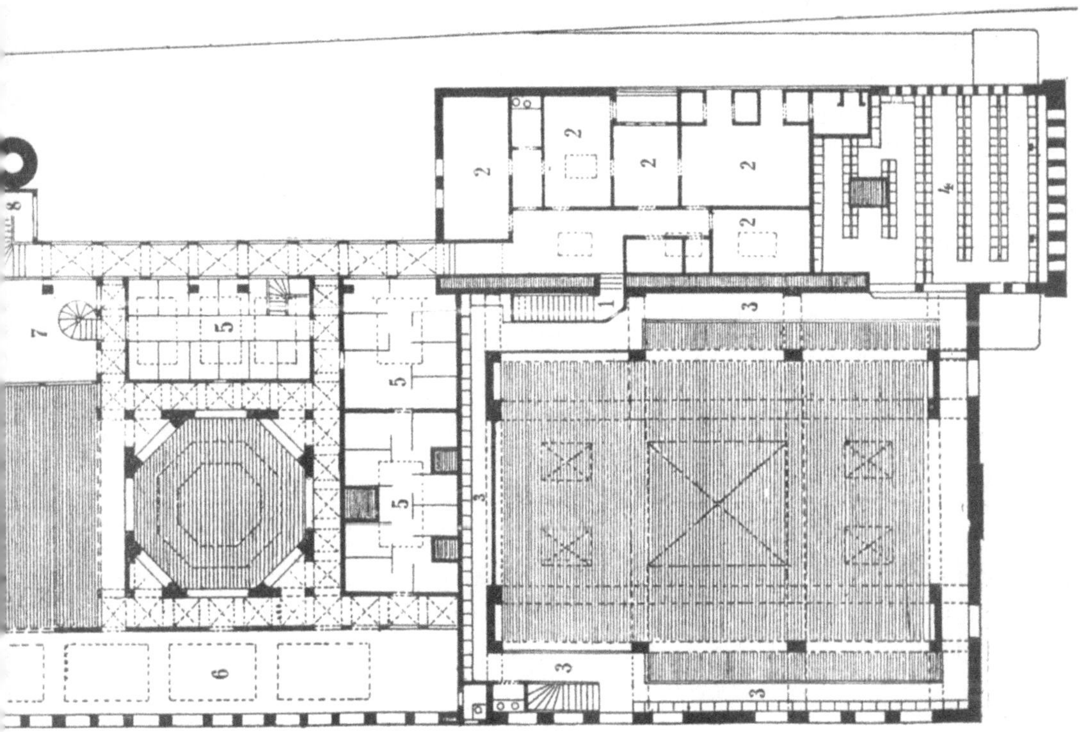

Technische Einrichtungen.

Kalt- und Warmwasserversorgung, Heizung und Lüftung.

Wassergewinnung. Brunnen. Stadtleitung. Das erforderliche Wasser wird zum Teil einem auf dem Grundstück des Schwimmbades erstellten Tiefbrunnen, zum Teil der städtischen Neckarwasserleitung entnommen. Der Brunnen besteht aus einem 26 m tiefen und 3 m weiten Schacht mit einem 13 m tiefen und 0,18 m weiten Bohrloch in der Sohle des Schachtes; eine auf derselben stehende, mittels Transmission angetriebene Pumpe dient zur Hebung des Brunnenwassers. Die Rohranschlüsse sind derartig gestaltet, daß ein auf dem Dachboden des Badgebäudes befindliches Kaltwasser-Reservoir, welches gewöhnlich die gesamte Kalt- und Warmwasserleitung versorgt, von der Brunnen-Pumpe und von der Stadtleitung gespeist werden kann, daß aber auch je nach Bedarf sowohl die Brunnen-Pumpe, als die Stadtleitung direkt die einzelnen Verbrauchsstellen versorgen können.

Dampfmaschine. Zum Betrieb der obenerwähnten Transmission, welche für die Brunnen-Pumpe und die Waschmaschine angelegt ist, dient eine im Maschinenraum stehende 12pferdige Dampfmaschine.

Wasserbedarf. Der Wasserbedarf beträgt bei starkem Betrieb des Bades stündlich 60 cbm; außerdem werden jeweils beim Wiederanfüllen des Schwimmbassins größere Quantitäten nötig, nämlich 550 cbm für das große und 400 cbm für das kleine Bassin.

Kessel. In einem besonderen Kesselhaus sind 4 Kornwall-Kessel mit 5 Atmosphären Maximalspannung aufgestellt, welche den für die Wassererwärmung, die Heizung, den Maschinenbetrieb

u. s. w. nötigen Dampf zu liefern haben. Zwei der Dampfkessel haben je 60, die zwei andern je 70 qm Heizfläche, auch bei starkem Betrieb des Bades bleibt einer der Kessel in Reserve. Die Kessel werden aus einem Kondenswasser-Sammelbehälter gespeist, das für fraglichen Zweck zuzuschießende Leitungswasser wird in einem besonderen Klärbehälter mittels kaustischer Soda von den kesselsteinbildenden Beimengungen befreit. Der für die Wassererwärmung und die Heizung erforderliche Dampf wird nach dem Maschinenraum geleitet und dort mittels der Dampfverteiler nach den einzelnen Leitungen und Apparaten verzweigt. Zur Erwärmung des Wassers dienen nun in der Hauptsache

Warmwasserkessel. 2 geschlossene Warmwasser-Kessel aus Schmiedeisenblech, welche im bezw. nächst dem Maschinenraum aufgestellt sind, und welchen der Dampf behufs Heizung zugeleitet wird. Es sind dabei sowohl Dampfstrahl-Apparate zur direkten Einleitung von Dampf, als auch Heizschlangen, welch letztere nur die Wärme des Dampfes auf das Wasser übertragen, in Verwendung. Der größere der beiden Warmwasserkessel hat 12 cbm Wasserinhalt, wird auf 60—70° R. erwärmt und hat das heiße Wasser für die Wannen, Bassins u. s. w. zu liefern; der kleinere Kessel mit 6 cbm Inhalt liefert Lauwasser mit ungefähr 40° R. in besonderer Leitung nach den verschiedenen Duschen, eine Anordnung, durch welche der Gefahr des Verbrühens vorgebeugt werden soll. Bei Füllung der Schwimmbassins werden die zuzuführenden Wassermassen mittels Dampfstrahl-Apparaten und unter Beiziehung des großen Warmwasserkessels erwärmt. Zur Warmhaltung des Wassers der Schwimmbassins dient je eine besondere Zirkulationsleitung, je mit Pulsometer und Dampfstrahl-Apparat ausgerüstet. Der Inhalt der Warmwasserkessel und der von dort ausgehenden Leitungen steht unter dem Druck des Kaltwasser-Reservoirs und wird unter diesem Druck weitergeführt.

Wasserleitungen. Von dem Maschinenraum aus sind, von besonderen Wasserverteilern ausgehend, getrennte Leitungen für Kaltwasser, Heißwasser und Lauwasser weiter geführt und je nach den Verbrauchsstellen verzweigt. Die Wasserleitungen größeren

Umfangs bestehen aus gußeisernen Muffen- und Flanschen-Röhren, diejenigen kleineren Umfangs aus verzinkten Schmiedeeisenröhren. Die Abwasserleitungen innerhalb des Gebäudes bestehen aus gußeisernen, dünnwandigen Muffenröhren. Die Gesamtlänge der Wasserleitungen beträgt 2700 m, diejenige der Abwasserleitungen 1200 m. **Material, Länge derselben.**

Für die Wasserzuleitung nach den Wannen sind besondere Hahnen-Garnituren angeordnet; die Brausen der billigeren Wannenbäder sind mit Kaltwasser gespeist, sämtliche übrigen Brausen sind mit Kalt- und Lauwasser-Zuleitung und mit stellbaren Mischhahnen versehen. Die Abschlußleitungen von den Wannen sind mit Geruchverschlüssen eingerichtet.

Die Heizung erfolgt durchaus mit Dampf, welcher im Maschinenraum von den obenerwähnten Dampfverteilern abgenommen wird. Die Heizungsanlage ist in mehrere Gruppen zerlegt, für Winter- und Sommer-Heizung sich gliedernd, sie ist teils für direkte Dampfheizung, teils für Dampfluftheizung und teils für Fußbodenheizung angelegt. Die direkte Heizung ist für die Vorräume und Gänge, die Schwimmhallen, Ruheräume der Dampf- und Luftbäder, Badekabinette und derartige Räume angewendet und als Niederdruck-Dampfheizung ausgeführt, teils mit gußeisernen Heizkörpern, teils mit Rohrspiralen. Zur nötigen Reduktion des Dampfdrucks sind Reduzier-Ventile im Maschinenraum angebracht. Für die Entluftung der Systeme ist im alten Bad durch Anordnung einer Durchblase-Leitung, im Neubau durch Anordnung von Reservoirs, System Käuffer, Sorge getragen. Die Heißluft- und Dampfbäder, sowie ein Teil der dazu gehörigen Räume, wie Laubäder-Duschen-Räume 2c. erhalten Dampfluftheizung. Ferner sind die Heißluft- und Dampfbäder, die dazu gehörigen Duschen-Räume und der Umgang des Schwimm-Bassins im Frauenbad mit Fußbodenheizung versehen. Zur Vorwärmung der im ganzen Bau von einer Stelle aus zu verteilenden Ventilationsluft dient eine in der Nähe des Maschinenraumes angelegte Zentralluftheizkammer, in welch' letzterer gußeiserne mit Dampf geheizte Rippenröhren **Heizung.**

eingebaut sind. Des weiteren bestehen besondere Heizgruppen für die Heizung des Waschtrocken-Apparats, der Waschwärmekasten, die Heizkörper zur Absaugung von Luft aus den unteren Badkabinetten. Sämtliche Kondenswasserleitungen sind nach dem obenerwähnten Sammelbehälter im Kesselhaus entwässert. Es sind im ganzen 480 qm gußeiserne Elementen-Heizkörper, 400 qm Heizspiralen und 800 qm Luftheiz-Apparate verwendet; die Gesamtlänge der Dampf- und Kondens-Wasserleitung beträgt rund 3,500 m; der Gesamtrauminhalt der zu beheizenden Lokalitäten beträgt 33 000 cbm, wovon 13 000 cbm auf das alte Bad entfallen.

Ventilation. Die Ventilation wird durch Zuführung frischer, soweit nötig erwärmter Luft und Abfuhr der verdorbenen Luft mittels der zahlreich angelegten Kanäle bewerkstelligt. Die Ventilationsluft strömt von außen zunächst nach einem großen in der Nähe des Maschinenraumes und im Zusammenhang mit der obenerwähnten Luftheizkammer angelegten Schachte, wird nach Bedarf in der Heizkammer erwärmt und sodann mittels zweier Schrauben-Ventilatoren nach den verschiedenen Luftzuführungskanälen gefördert. Die Ventilatoren sollen zusammen 40 000 cbm Luft pro Stunde fördern. Die Abluftkanäle besitzen in den verschiedenen Lokalen je eine untere und eine obere Oeffnung. Diese Oeffnungen sind, wie auch die Luftzuführungs-Oeffnungen mit regulierbaren Klappen und mit Gitter verkleidet.

Ausführende Firmen. Die gesamten Wasserleitungs-, Heizungs- und Luftungs-Einrichtungen wurden für den ersten Ausbau des Bades von der Firma Rietschel & Henneberg in Dresden, für den Neubau von der Firma E. Möhrlin in Stuttgart ausgeführt. Die Dampfkessel stammen aus der Fabrik von Wagner & Eisenmann in Cannstatt. Die Duschen, insbesondere diejenigen für die Dampfbäder und Kaltwasserkuren bestimmt, wurden von der rühmlichst bekannten Firma E. Stiergärtner in Baden-Baden hergestellt und montiert.

Elektrische Beleuchtung.

In Anbetracht der zu erwartenden hygienischen und finanziellen Vorteile, sowie der im alten Schwimmbad gemachten Erfahrungen entschied man sich für die Einrichtung der elektrischen Beleuchtung. Die Ausführung wurde der Firma C. & E. Fein hier übertragen. Die gesamte Anlage umfaßt zur Zeit rund 500 Glühlampen von 16 Normalkerzen Lichtstärke und an Bogenlampen 2 für 6 Ampère, 12 für 8 Ampère und 2 für 10 Ampère Stromstärke. Den erforderlichen Strom liefern 2 Dynamomaschinen von je 13000 Watt (120 Ampère bei 110 Volt) bei 825 Drehungen, in der Minute, sowie eine 60zellige Accumulatorenbatterie, Typus 112 der Accumulatorenfabrik A. G. Hagen i. W., mit dem Entladestrom 117 Ampère und der Kapacität 351 Ampèrestunden. Die Dynamos werden mittels Riemenübertragung von 2 stehenden, je 22pferdigen Dampfmaschinen mit 250 Touren und 4,5 Atmospären Dampfspannung aus der Firma G. Kuhn, Berg bei Stuttgart, angetrieben. Einrichtung derselben. Dynamomaschinen. Dampfmaschinen.

Daß alle nötigen Hilfsapparate entsprechend dem neuesten Stand der Elektrotechnik vorhanden sind, um einen sichern Betrieb zu sichern und ruhiges Licht zu erhalten, ist selbstverständlich. Ebenso braucht kaum hervorgehoben zu werden, daß der besonders in einem Bad so wichtigen Leitungsisolation alle Aufmerksamkeit zugewendet wurde. Hilfsapparate. Leitungsisolation.

Die stilgemäß ausgeführten Beleuchtungskörper für Glüh- und Bogenlampen wurden von der Firma Paul Stotz hier geliefert. Als Beirat fungierte Prof. Dr. Dietrich von der technischen Hochschule in Stuttgart. Beleuchtungskörper.

Monierbauten.

Weitgehende Anwendung fanden beim Neubau des Frauenschwimmbades und der Dampfbäder die sogenannten Monierkonstruktionen D. R. P. Dieselben bestehen, wie bekannt, aus Eisengerippen, welche mit Cementbeton umhüllt sind. Man er- Monierkonstruktion.

erzielt dadurch Konstruktionen, welche die Zähigkeit und Elastizität des Eisens mit der Festigkeit, Dauerhaftigkeit und Feuerfestigkeit des Cementes verbinden, und zwar in der vollkommensten Weise, wie langjährige Erfahrungen bewiesen haben.

Monierausmantelung. Beim großen Schwimmbassin wurden, wie z. B. bei demjenigen des Herren-Schwimmbades, die schwachen gemauerten Umfassungswände, ebenso wie die Gewölbe des Bodens mit einer vollständigen Monierausmantelung versehen, so daß in das gemauerte Bassin gewissermaßen noch ein Monierbassin gesetzt worden ist. Die Monierausmantelung ist vollständig wasserdicht hergestellt und hat bei der bedeutenden Wassertiefe, die bis 3,5 m geht, außerdem den Zweck, den für die Mauern zu starken Druck des Wassers aufzunehmen. Zwischen der Noute über dem Wasserspiegel und dem Umgang um das Bassin ließ sich außerdem bei dieser Konstruktionsweise ein Hohlraum für heiße Luft zur Erwärmung des Fußbodens erzielen. Die Wände, sowie der Boden des Bassins haben nur eine Stärke von 5 bis 12 cm. Die Bassins für laue und kalte Bäder in vier- und achteckiger Form sind ebenfalls in Monierkonstruktion ausgeführt. In den Dampfbädern sind auf Kanalwänden oder eisernen Trägern isolierende Monierdecken in der Stärke von nur wenigen Centimetern ausgeführt, und in dem so entstandenen Hohlraum liegen die Heizungsröhren; einzelne Heizungs- und Ventilationskanäle sind gleichzeitig abgedeckt.

Vorzug der Monierwände. Die Ausführung von Monier-, Isolier- und Zwischenwänden ergab bei der geringen Dicke derselben nur ganz unbedeutende Raumverluste. Vor Holzwänden, wie solche sonst vielfach in Bädern gebräuchlich sind, haben die Monierwände den Vorzug, daß sie nicht faulen und stocken und absolut feuerfest sind. Monier-gewölbe. Die Herstellung von Moniergewölben zwischen eisernen T Trägern bot bei großer Belastungsfähigkeit, großer Spannweite und geringer Konstruktionsstärke wesentliche Vorteile.

In hervorragender Weise kommen die geringen Wandstärken der Monierkanäle für Heizung und Ventilation zur Geltung, und namentlich ist auch das geringe Eigengewicht dieser Ausführungen bei den sehr verschiedenen Profilen der Kanäle von Vorteil.

Die Monierarbeiten wurden von der Aktiengesellschaft für Monierbauten, vorm. G. A. Wayß & Co., Filiale Neustadt a. d. Haardt-Stuttgart, unter Leitung des Vertreters für Württemberg, Architekt Schmid in Stuttgart, ausgeführt. **Ausführende Firma.**

Abort-Anlage.

Um allen hygienischen Anforderungen gerecht zu werden, hat die Verwaltung die größte Sorgfalt auf die Einrichtung der in den verschiedenen Teilen des Gebäudes liegenden Closets verwendet. Es wurden die in ihrer Konstruktion bewährten, frei im Abortraum stehenden Closets verwendet und mit gesondertem Wasserspül-Reservoir und vollständigem Geruchverschluß versehen.

Die starke Spülung dieser Closets machte es nötig, statt des hier üblichen Gruben-Systems eine Anlage zu wählen, bei der die flüssigen Teile geklärt in den städtischen Schmutzwasser-Kanal abgeführt werden. **Klärsystem Röber.** Mit Zustimmung des Gemeinderats wird das von der Badeverwaltung vorgeschlagene Klär-System mit Desinfektion von B. Röber Nachfolger in Dresden in Anwendung gebracht. **Desinfektionsschacht.** Hiebei werden sämtliche Closets mittelst gußeisernen Rohrleitungen nach einem Klär- und Desinfektions-Schachte entwässert, welcher an der südöstlichen Außenwand des Neubaues, teils unter die Zufahrt, teils in das erste Untergeschoß reichend, angelegt worden ist. In diesem Schachte werden mittelst Zusatz von Chemikalien die zugeführten Wasser desinfiziert, geklärt und die festen Bestandtheile gefällt. Letztere sind zeitweise in der üblichen Weise abzuführen, das gereinigte Wasser wird nach Passieren eines Revisions-Schachtes nach dem Straßenkanal abgelassen.

Haus- und Badeordnung des Stuttgarter Schwimmbades.

Badezeit.

Die Badezeit ist für alle Abteilungen der Anstalt folgende:

Morgens:

im Sommerhalbjahr vom 1. Mai bis 31. Oktober
von 6 Uhr bis mittags 1 Uhr,
im Winterhabjahr vom 1. November bis 31. März
von 7 Uhr bis mittags 1 Uhr,
vom 1 April bis 1. Mai
von 6½ Uhr bis mittags 1 Uhr.

Nachmittags:

während des ganzen Jahres
von 2 Uhr bis abends 9 Uhr.

☛ Die Kasse wird je eine halbe Stunde vor Beendigung des Betriebs geschlossen.

Volksbäder für Männer und Knaben zu 10 Pfennig, sowie billige Dampfbäder zu 90 Pfennig:

Jeden Mittwoch und Samstag abends von 6—9½ Uhr.

Volksbäder für Frauen und Mädchen zu 10 Pfennig, sowie billige Dampfbäder zu 90 Pfennig:

In den Sommermonaten jeden Dienstag und Freitag abends von 6—9½ Uhr.

In den Wintermonaten jeden Freitag Abend von 6 bis 9½ Uhr.

Sonn- und Feiertage.

Am Neujahrstage, am Karfreitage, am ersten Oster-, Pfingst- und Weihnachtstage ist die Anstalt geschlossen. An den übrigen Sonn- und gesetzlichen Feiertagen ist dieselbe im Sommerhalbjahr von 6 Uhr, im Winterhalbjahr von 7 bis 12½ Uhr vormittags geöffnet.

Ausgabe von Badekarten.

a) Badekarten können gegen Barzahlung den ganzen Tag über an der Kasse entnommen werden.

b) Für die Heißluft- und Dampfkastenbäder werden 1½ Stunden, für die übrigen Bäder ½ Stunde vor Ablauf der Badezeit Karten nicht mehr ausgegeben.

c) Badekarten zu den Schwimmbädern werden an Knaben und Mädchen schon von abends 6½ Uhr ab, mit Ausnahme der für das Volksbad bestimmten Abende, nicht mehr verabfolgt.

Die Badekarten sind in den Baderäumen an die Bedienung abzugeben. Nur solche Karten haben Gültigkeit, die mit dem Tagesstempel versehen sind. Tagesmarken haben nur für einmalige Benützung und an dem Tage Gültigkeit, an welchem sie gelöst worden sind.

Allgemeine Bestimmungen.

Dauer eines Bades.

Die Besucher der Badeanstalt werden der Reihenfolge ihres Kommens nach bedient.

Die Dauer eines Bades in der Schwimmhalle und in den Wannenbädern darf einschließlich des Aus- und Ankleidens ¾ Stunden, in den Heißluft- und Dampfbädern, einschließlich des Aus- und Ankleidens, 2 Stunden nicht überschreiten.

Das Bedienungspersonal ist beauftragt, den Ablauf der Badezeit dem säumigen Badegast anzumelden.

Wer die Bäder länger in Anspruch nimmt, muß doppelte Zahlung leisten.

Zutritt.

Zutritt zu den Bädern wird nur gegen Lösung einer Badekarte erlangt, die vor dem Gebrauch des Bades an den Badewärter abzugeben ist. Das An- und Auskleiden darf nur in den dazu bestimmten Zellen geschehen. Die Benützung des Schwimmbades ist nur im Badeanzug oder in der Badhose gestattet.

Die Besichtigung der Badeeinrichtungen, welche in der Regel erst nach beendigter Badezeit und nur in Begleitung eines Führers stattfinden kann, ist nur gegen Lösung von Eintrittskarten gestattet.

Beschädigungen.

Jeder Badegast ist für die durch ihn verschuldeten Beschädigungen des Anstaltseigentums verantwortlich. Insbesondere sind für Beschädigung der Trockentücher, Teppiche, Badewannen, Lagerstätten durch scharfe, von den Badegästen benützte Ingredienzien oder auf andere Weise verursacht, die Kosten der Wiederherstellung und Reinigung, event. ist der Wert der beschädigten Sachen von dem jeweiligen Badegast zu erlegen.

Abhanden gekommene Gegenstände.

Für den Badegästen abhanden gekommene Gegenstände wird seitens der Anstalt Ersatz nicht geleistet. Dagegen ist die Einrichtung getroffen, daß Wertsachen entweder in den Auskleidezellen versperrt oder an der Kasse zur Aufbewahrung gegen eine Gebühr von 3 bis 5 Pfennig übergeben werden können.

Jeder Badegast ist gehalten, gefundene Gegenstände an den Inspektor oder Verwalter abzugeben, welcher im Fundbuche hierüber Eintrag macht.

Hunde.

Hunde dürfen in die Gebäulichkeiten, welche für Badende bestimmt sind, nicht mitgebracht werden. Dieselben finden in dem von der Anstalt getrennten Hundebad (Eingang: Schloßstraße 50) Aufnahme, müssen aber an einer Leine geführt und im Hundewarteraum oder an den noch besonders aufgestellten

Hundehütten kurz angebunden werden. Die Anstalt besorgt durch besondere Wärter, die mit Tieren umzugehen verstehen, das Baden, Reinigen und Scheren der Hunde.

Reinlichkeitsvorschriften.

Die Reinlichkeit gebietet unbedingt, vor Benutzung des Schwimmbades zu brausen und die Füße zu waschen, wozu im Abseiferaum Gelegenheit gegeben ist.

Verunreinigung.

Jegliche Verunreinigung der Räume, Mobilien und Utensilien der Anstalt ist verboten. Insbesondere dürfen die Auskleidezellen der Schwimmhalle, die Duschenräume, die Wartesäle, Vorplätze und Badezellen nicht durch Ausspucken, Schnauben, Hinwerfen von Cigarrenresten u. s. w. verunreinigt, und der innere, mit Läufern belegte Gang der Schwimmbäder darf nicht mit Fußbekleidung betreten werden. Für Auswinden der Wäsche sind in den Außengängen daselbst Becken angebracht.

Einseifen, Frottieren.

Das Frottieren, Einseifen u. s. w. derjenigen Personen, welche die Gesellschafts-, Dampf- oder Heißluftbäder benutzen, darf nicht in den Baderäumen selbst, sondern nur in den Frottierräumen vorgenommen werden. Auch in den übrigen Gesellschaftsbädern darf keine Seife verwendet werden.

Hautausschläge.

Personen, welche an Hautausschlag oder anderen Anstoß erregenden Krankheiten leiden oder übelriechender Einreibungen bedürfen, können zu den Schwimm- und Dampfbädern nicht zugelassen werden.

Papierstücke.

Papier, welches zur Umhüllung eigener Wäsche dient, darf in den Baderäumen nicht zurückgelassen werden. Zur Aufnahme desselben sind in den Fluren besondere Behälter aufgestellt.

Rauchen.

Das Rauchen ist nur in der Trinkstube der Herrendampfbäder-Abteilung gestattet.

Personal.

Verhalten der Angestellten gegen die Badegäste.

Die Beamten und Angestellten haben für Aufrechterhaltung der Haus- und Badeordnung Sorge zu tragen. Denselben ist zur Pflicht gemacht, sich gegen die Badegäste höflich und zuvorkommend zu benehmen; dagegen wird auch von diesen erwartet, daß sie den nötigen Anordnungen willig Folge leisten und sich das Interesse der Anstalt überhaupt angelegen sein lassen.

Einschreiten des Verwalters.

Der Verwalter oder dessen Stellvertreter ist befugt, Personen, welche der Haus- und Badeordnung oder den Weisungen des Anstaltspersonals nicht nachkommen, sowie Personen, deren Anwesenheit nach seinem Ermessen Unzuträglichkeiten hervorrufen oder Lärm verursachen würde, aus der Anstalt zu weisen.

Trinkgelder.

Die nach dem *freien* Belieben der Badegäste für das Personal bestimmten Geschenke oder freiwilligen Trinkgelder sind in die hiezu bestimmten, in jeder Abteilung angebrachten Büchsen niederzulegen, da es dem Bedienungs- und Aufsichtspersonal bei Strafe sofortiger Entlassung untersagt ist, solche anzunehmen. Am Schlusse jeden Monats werden die so gewonnenen freiwilligen Gaben unter sämtliche Angestellten verteilt.

Beschwerden.

Beschwerden gegen die Angestellten oder über Einrichtungen der Anstalt sind in das Beschwerdebuch an der Kasse mit Namensunterschrift einzutragen.

Besondere Bestimmungen für die Schwimmhalle.

Verhalten in der Halle.

Der Zu- und Abgang der Badegäste geschieht ausschließlich durch die äußeren Umgänge der Halle.

Die inneren Umgänge dürfen nur im Badeanzug, nicht mit Schuhwerk betreten werden.

Reinigungsbedingung.

Bevor der Badegast sich in das Bassin begiebt, hat er sich in einer der Reinigungszellen zu reinigen, beziehungsweise abzubrausen. In dem Bassin selbst ist die Anwendung von Seife auf das strengste verboten. Das Betreten der Reinigungsräume nach dem Verlassen des Bassins ist untersagt.

Duschen.

Die Duschen mit Mischhahnen für laues und kaltes Wasser dürfen nur jeweils 2 Minuten in Anspruch genommen werden, wer dieselben länger benützt, muß eine Extra-Duschenkarte lösen.

Die in den Schwimmhallen angebrachten je 2 großen Kaltwasserduschen dürfen nur kurz und zwar erst nach Verlassen des Bassins benutzt werden.

Schwimmanzug.

Das Baden ohne Badehose, beziehungsweise ohne Schwimmanzug nebst Badehaube für Damen, ist nicht gestattet; ebenso ist das Verlassen der Baderäume in halb oder ganz entkleidetem Zustande verboten.

Ausspucken.

Zum Ausspucken sind ausschließlich die an den Seiten des Schwimmbassins befindlichen Ausflußöffnungen und die in den Gängen aufgestellten Spucknäpfe zu benützen.

Badewäsche

Badewäsche darf in dem Schwimmbassin weder ausgewaschen noch ausgerungen werden, zu letzterem Zweck sind in den Ausgängen Becken angebracht.

Die gebrauchte Anstalts- und die hinterlegte Privatwäsche darf in den Badezellen nicht auf den Fußboden gelegt werden; dieselbe ist vielmehr an die in den inneren Umgängen befindlichen Haken zu hängen, beziehungsweise von den Schulkindern in die aufgestellten Schränke einzulegen.

Damen dürfen im Schwimmbad nur farblose oder farbechte, bereits einmal gewaschene Anzüge benützen.

Das Publikum überläßt es der Anstaltsverwaltung zu bestimmen, wann die Abonnements-Wäsche jeweils gründlich gewaschen werden soll.

Wäsche für das Volksbad.

Zum Volksbad ist die Wäsche mitzubringen; von der Anstalt kann dieselbe nicht entliehen werden.

Untertauchen.

Es ist unstatthaft, daß ein Gast den andern untertauche.

Nichtschwimmer.

Nichtschwimmern ist strengstens verboten, die für sie bestimmte Grenze in dem Bassin zu überschreiten. Kinder, die nicht schwimmen können, dürfen in den für Schwimmer bestimmten Teil des Bassins nicht mitgenommen werden. Kinder, welche das schulpflichtige Alter noch nicht erreicht haben, werden zu dem Schwimmbassin nur unter Aufsicht der Eltern zugelassen.

Springen.

Es ist verboten, von den oberen Galerien der Schwimmhallen in das Bassin zu springen.

Aufbewahrung von Wertsachen.

Zur Aufbewahrung von Wertsachen dienen die in den Badezellen unter den Spiegeln angebrachten Kästchen, deren Schlüssel die Badenden, an ihre Badehosen, beziehungsweise Badeanzüge befestigt, mit sich führen können.

Außerdem werden Wertsachen auch an den Kassen gegen die geringe Gebühr von 3 bis 5 Pfennig in Aufbewahrung genommen.

Lärm.

Pfeifen und Schreien in der Schwimmhalle ist strenge untersagt.

Besondere Bestimmungen für die Wannenbäder.

Anweisung.

Die Anweisung eines Wannenbades geschieht nach der Reihenfolge der Nummern der Kontrolmarken.

Reinhaltung der Wannen und Temperatur der Bäder.

Die Badedienerschaft ist verpflichtet, die Bäder in einer sauberen Wanne und in der von den Badegästen gewünschten Temperatur herzustellen. Wannenbäder über 30° R sind nur auf ärztliche Vorschrift zu haben. Da durch das Oeffnen und Schließen der Zu- und Abflußventile seitens der damit nicht vertrauten Badegäste vielfache Beschädigungen vorkommen, ist diese Verrichtung nur durch die Badebedienung zu bewirken.

Badegäste, welche von ihrem Arzte besondere Vorschriften über den Gebrauch des Bades und dessen Zusätze erhalten haben, sind verpflichtet, die betreffende schriftliche Anweisung der Bedienung zur Beachtung einzuhändigen.

Zuthaten zu den Medizinalbädern.

Medizinalbäder als solche, d. h. mit Zusatz von Soole, Mutterlauge, Soda, Kleie, Fichtennadelpräparaten, aromatischen Kräutern u. s. f. können nur in den Medizinalbäder-Abteilungen abgegeben werden. Diese Stoffe oder Zusätze sind der Anstalt zu den tarifmäßigen Preisen zu entnehmen.

Medizinischer Teil.

Kurze populäre Darlegung der im Stuttgarter Schwimmbad gebotenen Badeformen, mit besonderer Berücksichtigung der Technik des Badens.

Bearbeitet von med. Dr. Hermann Fetzer.

Einleitung.

Wenn in folgender kurzer, absichtlich populär gehaltener Abhandlung eine Zusammenstellung der gebräuchlichsten Badeformen versucht wird, so geschieht dies vor allem aus der festen Ueberzeugung heraus, daß im allgemeinen beim Publikum die Begriffe über das Baden sehr unklar sind, daß mit den Bädern nur zu häufig Mißbrauch getrieben wird, und daß diese, vor allem beim weiblichen Geschlecht, bei weitem nicht die häufige Anwendung finden, wie sie eben sollten. Und gerade der zu seltene Gebrauch rührt vielfach von den üblen Erfahrungen her, die der Mißbrauch nach sich zog, und wenn es eine unbestreitbare soziale Wahrheit ist, daß es weit weniger Mühe kostet, einen guten Ruf zu erwerben, als einen solchen, wenn er verloren ging, wieder herzustellen, so kann diese gerade für obige Behauptung herangezogen und geltend gemacht werden. — Andrerseits liegt der Grund aber auch, und zwar vornehmlich, in dem geringen Angebot von Bädern, das wir lange Zeit in Deutschland beklagen mußten: Wir hatten bislange einen Ueberschuß an Badeorten und einen schreienden Mangel an Bädern, und zwar gerade in Städten, wo sie das dringendste Bedürfnis darstellen, und Oskar Lassar hat ganz Recht, wenn er sagt: „Jetzt hat, zurückgeschreckt durch die Erbärmlichkeit der spärlich vorhandenen Anstalten und den unerschwinglichen Preis, das Volk zu baden geradezu verlernt. Mit dem rationellen Angebot aber wird sich die Nachfrage wieder mächtig steigern. Wenn es eine soziale Frage von humanem und sittlichem Charakter giebt, in deren Beantwortung alle Parteien und Auffassungen übereinstimmen werden, so ist es die Popularisierung körperlicher Reinlichkeit durch billige Bäder, eine Agitation, deren Träger zu sein sich jedermann zur Ehre rechnen sollte.“ Ja, diesen Ehrentitel will sich von jeher unsere Stuttgarter Anstalt erwerben, wohl ihr und vor allem dem Publikum, wenn sie auch fernerhin und immer mehr das richtige Verständnis dafür finden wird.

Ehe wir auf die Besprechung der verschiedenen Badeformen eingehen, müssen wir noch notwendigerweise einige allgemeine physiologische Betrachtungen vorausschicken, die sich auf den Aufbau, die Funktionen und die Bedeutung unsrer Allgemeinbedeckung, der Haut, beziehen, da diese ja unstreitig das Hauptgeschäft beim Baden zu verrichten hat.

---

1. Kapitel.

Persönliche Gesundheitspflege, insbesondere Begründung der Hautpflege.

Physiologisches. Die sehr solide Haut des Menschen, die durchschnittlich 1 ½ Quadratmeter Oberfläche bietet, ist unser umfangreichstes Organ. Sie bildet nicht blos die zierliche und elegante Hülle eines sehr kostbaren Inhalts, sondern setzt diesen, die wunderbare Lebensfabrikation im Innern des Menschen, mit der ganzen Außenwelt in Korrelation, bildet zugleich aber auch den Panzer gegen alle schädlichen Einflüsse von außen, denen sie eine beträchtliche Widerstandsfähigkeit entgegensetzen muß. Hiezu befähigt sie ihr wunderbarer Aufbau. Man unterscheidet an ihr 3 verschiedene Lagen: a) die Oberhaut oder Hornhaut, blut- und gefäßlos, da sie weder Gefäße noch Nerven führt, nur von den Mündungen der Schweißdrüsen durchlöchert, die eigentliche Schutzdecke für die 2 nächsten Lagen; b) die Lederhaut, von Nerven und Blutgefäßen reichlich durchwoben, ebenfalls von den Schweißkanälen durchlöchert, das Bett für die Haarwurzeln mit ihren spezifischen Fettdrüsen darstellend; c) das Unterhautzellgewebe, Sitz der Wurzeln der Schweißkanäle, also der Schweißdrüsen. Diese sog. Knäueldrüsen, in einem Fettlager ruhend, haben die Aufgabe, das Wasser aus dem im Umlauf begriffenen Blute, das an ihnen, in feinstem Netze sie umspinnend, vorüberzieht, aufzunehmen und durch den Kanal an die Oberfläche zu befördern. Zugleich mit dem Schweiß und in ihm werden noch einzelne andere Stoffe eliminiert, deren Verbleiben im Körper, nachdem sie verbraucht sind, durchaus schädlich wirken müßte, z. B. Harnsäure (vrgl. später). Die so gefügte Haut bildet also ein System von mehr als 2 Millionen Schweißdrüsen, von Millionen Haarsäckchen und Fleischwärzchen (Papillen). Alle diese Apparate sind mit reichlichen Nerven und Gefäßschlingen versehen, eingebettet in Zellgewebe und glatte Muskelfasern, die für das Spiel ihrer Zusammenziehung und Lockerung sympathische Nerven besitzen, deren Erregungszentrum, das sog. Wärmeregulierungszentrum, an bestimmter Stelle im Gehirn liegt. Von ihm aus werden einerseits die Millionen Hautmuskelfasern gelockert, das Blut strömt reichlich zu, die Haut rötet sich, die Schweißdrüsen schaffen in mehr oder weniger sichtbarer Weise Wasser an die Hautoberfläche, um es dort verdunsten zu lassen. Durch den Verdampfungsprozeß verliert der Körper Wärme, und in der That wird die überflüssige Wärme des Körpers zum größten Teil, 70—80%, durch die Haut abgesondert (der Rest durch die Lungenluft); andererseits aber werden vom Wärmezentrum aus die Nerven der Haut erregt, die Muskelfasern ziehen sich zusammen, die Gefäße werden leer, die Haut blaß, kühl und runzlig (Gänsehaut). Die Oberfläche verdunstet nur ganz wenig Wasser, die Wärme wird im Innern des Körpers zusammengehalten. — Zwischen diesen Extremen steigen und fallen die stündlichen und täglichen Hautabgabeschwankungen, aber die Hauttemperatur an sich bleibt immer dieselbe (etwas über 36° C), mag die äußere Lufttemperatur hoch oder niedrig sich gestalten.

Die Haut ist also nach Obigem nicht nur ein wärmeleitendes, sondern auch ein absonderndes Organ. Die durchschnittliche Absonderung von Hautflüssigkeit beträgt etwa 700 Gramm, in ihr gelöst noch außerdem wichtige Salze, Fettkörnchen, fette Säuren und abgestoßene Hautzellen, alles Stoffe, die nach der Verdunstung des Wassers zugleich mit dem Schmutz der Umgebung eine fettige Schicht bilden von höchst unappetitlicher Beschaffenheit. Hierzu kommen noch die beträchtlichen Mengen von eigentlichem Hautfett, dem spezifischen Arbeitsprodukt der Fettdrüsen der Haut, dazu bestimmt, Geschmeidigkeit derselben und einen gewissen Schutz für sie gegen alle mögliche tropfbarflüssige Schädlichkeiten von außen kommend zu erzielen. — Mit den oben erwähnten Produkten nun innig gemischt, sind diese Fettmassen als organische Stoffe der Zersetzung, Gärung und Fäulnis außerordentlich zugänglich, und müssen nun als wesentliche Störungen für die weitere Hautthätigkeit das Gesammtbefinden des Einzelnen aufs ernstlichste schädigen und bedrohen. Aber auch andere sind (z. B. im geschlossenen Raume) durch die Ausdünstung schlecht gepflegter Haut ihrer Nebenmenschen gesundheitlicher Benachteiligung, abgesehen von den Qualen für das Geruchsorgan, positiv ausgesetzt. — Ferner ist die Haut ein Atmungsorgan; ein fortwährendes Spiel zwischen Ausscheidung und Aufnahme von Gasen, (Kohlensäure, Kohlenwasserstoff, Schwefelwasserstoff, Ammoniak und Fettsäuren) findet auf dem Wege der sogen. Diffusion statt, und zwar auch an Punkten, die keine Schweißporen besitzen, vielmehr ist die Haut selbst für Gase durchdringlich, hauptsächlich dann, wenn die Haut von außen mit der Luft in Berührung steht. — Daß diese wichtigen Funktionen durch Schmutzauflagerungen ꝛc. außerordentlich behindert sein müssen, liegt auf der Hand, und in der That genügt das

Ueberstreichen der Haut in beträchtlicher Ausdehnung mit Firnis oder das Verbrennen derselben auch nur zu einem Dritteil, um den sichern Tod des Lebewesens herbeizuführen.

Nach all dem Gesagten nun dürfte es einleuchtend sein, daß persönliche Reinlichkeit nicht nur in der Rücksicht gegen die eigene Person, sondern auch in der gegen andere begründet ist; die Reinlichkeit ist unser bestes Desinfektionsmittel und der wirksamste Schutz gegen ansteckende Krankheiten, und in diesem Sinne ist ganz mit Recht in neuester Zeit die Cholera als eine hervorragende Schmutzkrankheit bezeichnet worden (Mekka); und Dr. Holm sagt treffend: „für die Pflege der Haut zu sorgen ist mit der Förderung unsrer Gesundheit und unsres Wohlbefindens gleichbedeutend, und indem wir sie im Kampfe gegen die Außenwelt unterstützen, erfüllen wir eine dem einzelnen Individuum wie der ganzen menschlichen Gesellschaft auferlegte Pflicht."

---

2. Kapitel.

Das Bad in seiner allgemeinen Bedeutung als Gesundheitserhalter und zu Heilzwecken dienend.

Ein unbestreitbarer, weil physiologisch begründeter Erfahrungssatz sagt: Bäder gehören zu unsern vorzüglichsten hygieinischen Mitteln. Zu seiner Erhärtung haben wir noch zuvor die Frage zu beantworten: Warum soll der Mensch baden? und lautet die Antwort im allgemeinen: Erstlich und vornehmlich, um sich rein zu halten, dann aber einesteils um sich abzukühlen, andrerseits um sich zu erwärmen, jenachdem dieser oder jener Zweck erfüllt werden soll, jenachdem z. B., ohne natürlich das Ganze scheiden zu können, vornehmlich und aus erster Hand auf Drüsen, Blutgefäße oder Nerven einzuwirken die Absicht besteht. Den ersten Punkt haben wie schon erledigt. Wir haben gesehen, welcher Verunreinigung unsre Haut durch ihre eigene Thätigkeit und durch von außen dazu kommende Schmutzteile beständig ausgesetzt ist, und wenn wir noch hinzufügen, daß in stark gebrauchter Leibwäsche auf je 100 Pfund ihres Gewichtes 1—4 Pfund Schmutz nachgewiesen werden kann, so bedarf es eigentlich keines Beweises mehr, wie sehr wir unsrer Haut durch eigene Reinigung zu Hilfe zu kommen haben, sonst trifft uns der Vorwurf Pettenkofers, der sagt: „Wir senden unsere Kleider ins Bad, aber die meisten lassen den Schmutz auf ihrer Haut liegen.“

Der zweite Punkt: d. h. die differente Frage der Erwärmung oder der Abkühlung muß es uns zur Aufgabe machen, wollen wir uns nicht später bei Besprechung der einzelnen Badeformen in immerwährenden Wiederholungen verlieren, hier schon alles klarzulegen, was wir über die thermischen Einwirkungen auf unsern Organismus im allgemeinen zu sagen haben.

Eine der allerwichtigsten Thätigkeiten unseres Leibes ist die Erzeugung der inneren Wärme; alle Zufuhr von Wärme von außenher nützte nichts, wenn diese sich nicht in unsrem Innern selbst herstellte. Die Hauptquellen dafür sind die chemischen Prozesse des Atmens und der Verbrennungsvorgänge, die die aufgenommenen Nahrungsstoffe in unserem Innern erfahren. Das Blut wiederum hat in seinem weitverzweigten Kanalsystem die erzeugte Wärme durch den ganzen Körper zu tragen. Da nun aber der Organismus einem Ofen gleicht, der fortwährend geheizt wird, so müßte in kürzester Zeit eine Ueberheizung entstehen, würde nicht die Wärmeentwicklung durch Verdampfung, Leitung und Ausstrahlung von seiten der Haut und der Lungen im Gleichgewicht gehalten werden. — Nun ist es aber für diese Geschäfte eine ganz verschiedene Sache, in welchem Medium wir uns befinden, ob in Luft oder in Wasser (bei welch letzterem noch sehr die gesteigerten Druckverhältnisse für unsere Hautdrüsen und Blutgefäße in Frage kommen), und in diesen wieder, in welchen Temperaturen, und wir werden uns sofort darüber auszusprechen haben, warum wir gleiche Temperaturen von Wasser und Luft durchaus andersartig empfinden, warum unser Nervensystem ꝛc. gegen sie doch ganz verschieden reagieren muß. So finden wir

z. B. im Sommer eine Lufttemperatur von 20° C. (16° R.) angenehm warm, während wir in Wasser von derselben Temperatur frösteln und Abkühlung empfinden; im römischen Bad von 70° C (56° R), ja selbst 80° C können wir uns ohne Beschwerden aufhalten, im Wasser derselben Temperatur würden wir uns einfach verbrühen. — Es rührt dies davon her, daß verschiedene Gegenstände und Flüssigkeiten eine ungleiche Fähigkeit besitzen, Wärme in sich aufzunehmen und weiter zu leiten, speziell das Wasser viel mehr Wärme und Kälte in sich aufzunehmen vermag als Luft, und gleichzeitig ein besserer Leiter ist, d. h. Wärme und Kälte leichter unserem Körper mitzuteilen vermag: es wird also Wasser, das einen höheren Wärmegrad als unser Leib besitzt, diesem mehr Wärme zuzuführen im stande sein, als Luft von gleicher Temperatur. Nun sollte man meinen, daß Wasser von 37° C (ungefähr unsere Körperwärme) den Körper im Bestand seiner Eigenwärme einfach belassen müßte. Wir haben aber gesehen, daß der Körper in Luft von 37° C Wärme durch Verdampfen verlieren würde; da dies nun im Wasser unmöglich ist, so wird die Körpertemperatur im Wasser von 37° C unabweislich steigen, es muß also ein einfaches Bad, beispielsweise ein einfaches Reinigungsbad unter dieser Temperatur bleiben, und die Erfahrung lehrt in der That, daß der sogenannte indifferente Punkt um 35° C (28° R) herum liegt, bei vollsaftigen Individuen selbst bei 33—34° C (26½—27° R). — In einem solchen Bad empfinden wir also das Wohlbehagen einer natürlichen Erwärmung, als Ausdruck der physiologischen Thatsache, daß die Innenwärme einfach auf ihrem Stande erhalten wird. Die Lebensthätigkeit erhöht sich dadurch, der Herzschlag wird kräftiger, das Blut strömt lebhafter, die Haut rötet sich, als Gegenwirkung erfahren die inneren Organe eine energische Entlastung: Im Atmen wie im Nervenleben tritt eine gewisse Beruhigung ein, und verläßt man nun das Bad, so wird man nach sorgfältiger Abtrocknung als Wirkung des Bads eine empfänglichere und regsamere Haut, und eine Beruhigung des Gefäß- und Nervensystems gewonnen haben. Bei höheren Temperaturen dagegen muß eine Erhöhung der Eigenwärme eintreten, und während die Herzthätigkeit beschleunigt, die Atmung kürzer und schwerer wird, sinkt die Blutmenge der inneren Organe bedenklich, die Verminderung derselben im Gehirn speziell wirkt einschläfernd, kein Wunder, daß gerade alte Leute in zu heißem Bad den Ertrinkungstod finden können. Es sollen daher Bäder vollends über 37° C, mit denen jedoch nach den Erfahrungen aus Japan (Pf. Bälz) namentlich in therapeutischer Hinsicht sehr viel geleistet werden kann, nie ohne ärztliche Verordnung und nicht ohne Bedienung genommen werden, jedenfalls aber verlangen sie nach ihrer Anwendung eine abkühlende Dusche, damit die gelockerten Hautmuskeln und erschlafften Blutgefäße sich wieder zusammen ziehen und weitere Wärmeverluste vermieden werden. Mißachtet man diese Regel, so wird beim Hinaustreten in kühlere Luft eine Erkältung unausbleiblich sein, denn in den noch erweitert gebliebenen Blutgefäßen befindet sich noch eine ungewöhnlich große Blutmenge, die einen starken Wärmeverlust unbedingt erleiden muß.

Ganz anders wirkt die Kälte des Wassers auf uns ein: sie reizt durch aktive Anregung der Funktionen. — Das kühle Bad ruft als erste Wirkung das Gefühl des Fröstelns hervor, das Wasser als schneller Leiter entzieht dem Körper rasch von seiner Eigenwärme. Die Hautgefäße ziehen sich zusammen, die Haut wird blaß, Atem und Puls wird langsamer, die ganze Lebensthätigkeit erfährt für den ersten Augenblick eine gewisse Herabstimmung. Doch sofort tritt die Gegenwirkung ein: der Körper wird zu rascherem Wiederersatz gezwungen, zu schnellerer Verbrennung der Gewebe, also zu erhöhtem Stoffwechsel, der sich natürlicherweise neben dem Blutkreislauf auch auf das ganze Nervensystem beziehen muß. Macht man nun dabei noch ergiebige Muskelbewegungen im Bad (Schwimmen), so wird die wohlthätige Reaktion noch bedeutend gesteigert, wir nehmen nach dem Bade das Gefühl angenehmster Kühlung und Behaglichkeit mit notwendig gesteigerter Eßlust mit uns; zugleich aber auch sind wir gegen die Einwirkung der Witterung in bedeutendem Maße abgehärtet. — Es dürfte bei dieser Gelegenheit interessieren, einige Zahlen über die Wärmeproduktion des Leibes bei Gesunden im Bade zu erfahren. Während diese bei 35° C (wie oben gesagt) die normale bleibt, beträgt sie im Bade von 30° C schon das Doppelte, im Bade von 20° C gar das Vierfache des Gewöhnlichen; dem entsprechend erhöht sich die Ausatmung der Kohlensäure, als direkter Ausdruck der gesteigerten Verbrennung, für das Gesamtbefinden unseres Leibes von ungeheurer Tragweite. — Aus diesen kurzen Andeutungen kann aber auch entnommen werden, warum bei Fieberprozessen durch sachverständig angeordnete kühle Bäder auf die Temperatur so energisch eingewirkt werden kann, und obschon diese den Krankheitsprozeß an sich keineswegs heilen können, so vermögen wir doch durch sie den Kranken auf einer annäherud normalen Temperatur zu erhalten, die Kräfte sind gespart, der Körper gewinnt die Chance, seiner organischen Störung Herr zu werden.

Nach all dem Gesagten wird es nun nicht schwer zu verstehen sein, auf welchen Erfahrungsthatsachen unsere längst übliche Einteilung der Bäder und die Prinzipien ihrer allgemeinen Anwendungsweise beruhen. Wir teilen ein: indifferente oder laue Bäder: 33—36° C (26½—29° R), warme: 36-40° C (29—32° R), und heiße: 40—44° C (32—35° R). Kühle Bäder bewegen sich in der Breite von 18—25° C (14½—20° R): sie richten sich übrigens ganz nach der körperlichen Verfassung und namentlich nach dem Alter des Badenden und sollen nur unter Bedingungen genommen werden, die einen Widerstand gegen den Kälteeinfluß ermöglichen, wenn also der Körper einen gewissen Wärmevorrat besitzt. Unter keinen Umständen dürfen sie eiskalt sein! — Ganz alte Leute sollen demgemäß von kühlen Bädern Abstand nehmen, ebenso Heruntergekommene und sonst Geschwächte; bei ihnen wirken große und wiederholte Wärmeverluste ähnlich wie Blutverluste. (Es soll bei dieser Gelegenheit aufs nachdrücklichste darauf hingewiesen werden, daß es ein Unfug ist, ganz kleine Kinder in kaltem oder gar eiskaltem Wasser zu baden unter dem Vorgeben sie zu stärken und abzuhärten; bis zu einem Alter von ½ Jahr hat man sie täglich 4 bis 5 Minuten im Wasser von der Mindesttemperatur von 31—32° C (= 25° R) zu baden und nachher gut gewärmt zu halten [warme Milch 2c.]) — Was die Anwendung der Dusche anbelangt, so ist sie überall dann zu gebrauchen, wo man nach dem Bade noch eine Abkühlung nötig hat, also vor allem nach den warmen Badeformen, um eben eine Zusammenziehung der Blutgefäße 2c. zu bewirken, um, wie man sich kurz ausdrückt, „die Poren zu schließen". Nach indifferentem Bade benötigt man keiner Dusche, jedenfalls sei man im Winter mit einer Abkühlung vorsichtiger als im Sommer.

Die Dauer eines gewöhnlichen Bades darf 15 Minuten nicht überschreiten, kühle Bäder, namentlich in der Wanne und ohne Bewegung genommen, sollen nur von kürzerer Dauer sein. Der Raum, in dem man badet, ist in der Höhe von 18 bis 20°C (14½—16° R) fortgesetzt warm zu halten.

Es sei noch gestattet, dem Gesagten einige allgemeine Regeln für den Gebrauch der Bäder hinzuzufügen. So wenig zuträglich es ist, ja es kann sogar recht schädlich wirken, direkt nach größerer Mahlzeit zu baden, so wenig empfehlenswert ist es aber auch, es in ganz nüchternem Zustande zu thun. Ferner: nach dem Bade hat man immer für eine vollständige und sorgfältige Abtrocknung Sorge zu tragen, ohne die Haut in mißbräuchlicher Weise zu stark zu frottieren (Erschlaffung des Hautkörpers), vor allem aber trockne man aufs sorgfältigste die Haare. Damen sollten immer Badekappen tragen, ebenso Herren mit ganz starkem Haarwuchs. Durch nasses Haar setzt man sich am leichtesten nachträglichen Erkältungen aus, da das Haar ein bedeutendes Wärmeleitungsvermögen besitzt und anderseits durch lebhafte Verdampfung bedeutende Abkühlung erzeugt. Beobachtet man diese Regeln, so kann man selbst im strengsten Winter nach dem Bade ohne Gefahr in die frische

Luft hinausgehen, nur mache man sich wirkliche Bewegung, vermeide also ebensowohl des Stehenbleiben, als das Fahren im offenen Wagen.

Und nun noch einige kurze Schlußbetrachtungen. Wir haben uns über die Wirkung der Bäder nach ihrer physiologischen Seite hin Klarheit verschafft, über den Gebrauch derselben kann und darf wohl nur das eigene Wohlbefinden des Gesunden (und der ärztliche Rat bei Kranken) die Entscheidung treffen. Im allgemeinen aber können wir sagen: Personen, deren Haut täglicher besonderer Verunreinigung ausgesetzt ist, werden am besten, neben täglicher Anwendung von Seife und Bürste bei irgend einer Form der Abwaschung mindestens zweimal wöchentlich ein lauwarmes Bad nehmen. Personen mit sitzender Lebensweise und stark geistiger Beschäftigung, die dazu vielfach an Unterleibsträgheit leiden, thun gut, wenn sie das kühle Bad vorziehen. Sie werden nach kurzem Gebrauche solcher Bäder Frische, Rüstigkeit und erhöhte Lebensthätigkeit sich zu eigen machen und ein gesunder Appetit wird ihnen die sichere Gewähr eines gehobenen Stoffumsatzes und damit erhöhter Leistungsfähigkeit und Energie leisten.

Das warme Bad wird im allgemeinen als das einfachste Reinigungsbad zu gelten haben. Es empfiehlt sich besonders für ältere Leute, für Schwächliche, durch allerlei Mühen und Anstrengungen heruntergebrachte Personen, sowie mit nachfolgender kalter Dusche als vorbereitendes Abhärtungsmittel für Wasserentwöhnte. Vor allem aber ist das kalte Bad, namentlich als Schwimmbad, vernünftig angewendet, stets von wohlthätigster Wirkung und ein treffliches Mittel zur Erhaltung der Gesundheit. Nicht genug kann hervorgehoben werden, wie notwendig gerade dem Frauengeschlecht diese Badeform ist, wenn man bedenkt, daß beim weiblichen Geschlecht dem männlichen gegenüber den Hautfunktionen eine sehr erhöhte Thätigkeit zugewiesen ist, während bei ihm auf anderem Wege weniger Flüssigkeit ausgeschieden wird. Nervenschwäche und andere Leiden sind bei ihm gerade durch vernünftige Anwendung dieser Bäder wesentlich zu verhüten. So wird denn jedermann durch dieses Bad sich persönliches Wohlbefinden schaffen, vor allem aber werden bei der Jugend, besonders in den Entwicklungsjahren, kalte Bäder die sicherste Abhärtung spenden und das beste Schutzmittel gegen alle mögliche Fährlichkeiten abgeben, und wenn eine treffliche Förderung der körperlichen Gesundheit und Reinlichkeit die Grundbedingung geistiger Gesundheit und Reinheit ist, so werden wir gerade hier als Lohn versprechen dürfen: mens sana in corpore sano!

---

3. Kapitel.

Anleitung zur Benützung der verschiedenen Badeformen, also eigentliche Technik des Badens.

Ich darf und muß hier gleich zur Klarstellung vorausschicken, daß es keineswegs meine Aufgabe sein kann, eine umfassende Darstellung aller Wasserprozeduren, die möglich sind, hier niederzulegen, es würde dies den engen Rahmen dieses Schriftchens weit überschreiten; vielmehr liegt mir daran, das gründlich darzulegen, was wir hier in unsrer Anstalt zu bieten vermögen, wobei sofort darauf hinzuweisen ist, daß ein großer Teil der zur Verfügung stehenden Mittel durchaus der vorherigen Bestimmung des jeweiligen Hausarztes der Badegäste zu unterliegen hat, keineswegs aber vom einzelnen nach dessen eigenem richtigen oder unrichtigen Gutdünken ausgewählt werden darf. Ich werde übrigens an Ort und Stelle noch darauf zurückkommen.

1. Das Schwimmbad in gedeckter Halle für Sommer und Winter.

Entsprechend unsern früheren Auseinandersetzungen hat die Badehalle unter fortwährender exakter Ventilation (ohne Zugluft) die beständige Temperatur von 16° R, das Wasser eine solche zwischen 16 und 18° R, im Winter im allgemeinen etwas wärmer als im Sommer. Als abkühlendes und abhärtendes Mittel steht diese Badeform obenan und bildet vermöge der weiteren Hilfsmittel nicht bloß das Bad der Jugend, sondern ist so recht das normale Bad für Alt und Jung. Die Benützung kann von jedermann täglich geschehen und ist an keine Tageszeit gebunden. Bei strengster Beobachtung der früher gegebenen Baderegeln und im Hinblick auf die gleichmäßige Temperatur des ganzen Hauses ist eine Erkältung positiv unmöglich, im Gegenteil: es ist nicht genug darauf hinzuweisen, daß wir eben durch diese Badeform Alt und Jung, männliches und weibliches Geschlecht tüchtig und nachhaltig abhärten wollen. Eng damit im Zusammenhang steht die ständige Benutzbarkeit des Bades durchs ganze Jahr hindurch, und wer sich klar macht, wie viel dicker und zum Gasaustausch ungeeigneter unsere Kleidung im Winter gegenüber der sommerlichen Bekleidung ist, welch letztere zudem einen viel luxuriöseren Wechsel erfährt, wenn wir weiter überlegen, wie wenig unser Körper im Winter ein ordentliches Luftbad zu genießen hat, vielmehr allen Staub und schlechte Luft von geheizten Räumen u. s. f. aushalten muß, kann man keinen Augenblick darüber im Zweifel sein, daß Schwimm- oder Bassinbäder zur Winterzeit eigentlich ein noch dringlicheres Bedürfnis darstellen, als im Sommer. Und nun im Sommer selbst: wie häufig macht die Ungunst der Witterung ein Fluß- oder Seebad unmöglich oder wenigstens oft auf längere Zeit hinaus unbenützbar, daher Sonderegger treffend sagt: „Bäche und Flüsse, Seen und Meere sind die prächtigsten Badeanstalten, ausnahmsweise auch gefährliche, immer aber sehr beschränkte, sowohl in Hinsicht der Jahreszeit, als auch der geographisch genußfähigen Gesellschaft.“ Ferner mache man sich doch klar, wie stark vielfach die Verunreinigungen der natürlichen Flußläufe sind, je größer die naheliegenden Städte, um so mehr, die, weil man's nun eben einmal nicht anders weiß, meist viel zu gering angeschlagen werden. Dem gegenüber stehen unsere Schwimmbassins mit ihrer ständigen Benutzbarkeit und großen Reinlichkeit, die bei beständigem Zufluß und einem Inhalt von 555 000 Liter (das Frauenbassin nur um weniges kleiner), je nach Frequenz gewissenhaft geleert und gereinigt (im Sommer täglich), das appetitlichste und einladenste darstellen, was nur an Bädern gereicht werden kann. Und damit sie das auch wirklich erfüllen können, besteht bei uns der Grundsatz: Die Bassins sind nur zur Abhärtung, Erfrischung, erfreulichen Bewegung und zum Genusse da, nicht aber zur Reinigung, dazu dienen unsere vorbereitenden Prozeduren, die streng innegehalten werden müssen; das Bassin dürfen nur reine Menschen betreten. — Wir haben als Vorbereitungsmittel:

a) Reinigungsbäder, die vom Badegast als warmes Vollbad oder als lokale warme Fußbäder mit Seifenanwendung zuvor genossen werden können. Wer aber dieser nicht bedürftig ist, hat nur die vorbereitenden

b) Duschen mit oder ohne Seife zu benützen; diesen hat sich aber auch jedermann ohne Ausnahme zu unterziehen, da auch an sich reinliche Menschen ihre Hautausscheidungen zuvor abzuwaschen haben. Blutarme, nervöse und leicht zum Frieren kommende Menschen (z. B. Rekonvalescenten) sollen die regulierbaren Duschen zuvörderst gut warm nehmen und erst nach gründlicher, behaglicher Durchwärmung nach und nach auf Kühl und Kalt stellen. Für eben Genannte steht außerdem, was ungemein wichtig ist, ein besonderes kleineres

c) Erwärmungsdampfbad zur Verfügung, in welchem gleichfalls die Duschen angewendet werden können.

Und nun nach diesen Vorbereitungen rasch zum Genuß des eigentlichen Bades. — Das Bad selbst soll womöglich im ausgiebigen Schwimmen und Tauchen bestehen, wer dessen leider nicht kundig ist, mache sich in dem eigens abgegrenzten untieferen Raume wenigstens ergiebige Bewegung, und verweile, namentlich bei häufigem Gebrauche, nur wenige Minuten (3—5 Minuten) im Bassin. Schwimmer mit ihrer energischen Bewegung können sich merken: So lange ein Schwimmer nicht ermattet, so lange wird das Verharren im kalten Bade nicht von schädlichem Einflusse sein; doch sollte auch von diesen die Zeitdauer von 7 (—10) Minuten nicht überschritten werden.

Nach dem Bade folge noch einen Moment die kalte Dusche, worauf sofort die Abtrocknung zu geschehen hat. Man mache diese ebenso sorgfältig als gründlich und zwar an Kopf und Füßen mindestens ebenso pünktlich, wie es am übrigen Körper gemacht werden sollte. Wir kommen noch besonders zum

d) Schwimmen selbst. Ueber Zeitdauer und besondere Vorschriften beim Schwimmbad habe ich eben gesprochen, und möchte ich nur noch ausdrücklich betonen, daß tüchtiges Schwimmen ganz von selbst das beste Regulativ dafür abgiebt, nicht allzulange im kalten Bade zu bleiben. Besonders aber möchte ich noch hinweisen auf die erfrischende und belebende Wirkung auf Körper und Geist, die unsere Jugend durch tüchtiges Schwimmen als hohen Lohn sich aneignet. Darum, ihr Eltern, lasset eure Kinder sobald als möglich schwimmen lernen, lasset sie so regelmäßig als möglich diese herrlichste aller Leibesübungen treiben und erfreut euch daran, wenn ihr statt blasser, müder Geschöpfe mit schmaler Brust und verdrossenem Ausdruck in Auge und Gesicht Menschen mit vollem pulsierendem Leben vor euch seht, Menschen, die mitten in ihrer Entwickelung euch nur die Frage schwer machen, wie ihr ihrem ewigen Hunger gegenüber aufkommen wollt! Also gebt uns eure Kinder, laßt sie zu uns kommen, für ihre Beaufsichtigung und gehörige Bethätigung werden wir schon sorgen; aber lasset sie auch regelmäßig kommen: Nur die Stetigkeit bedingt den Erfolg. — Und damit sind wir mitten drin in der Frage und Forderung der

e) Klassen- und Schulbäder, die uns so überaus wichtig sind, weil nach unsrer Meinung ihr gesundheitlicher und sittlicher Wert nicht hoch genug angeschlagen werden kann. Darum bat ich eben die Eltern: Lasset eure Töchter und Söhne regelmäßig zu uns kommen! Aber wie vermögen sie ihren guten Willen durchzuführen, wenn ihnen nicht die Schule und deren leitende Organe freundlich dazu die Hand bieten? Die Sorge für die Kräftigung des heranwachsenden Geschlechts hat so manches Gute schon ins Leben gerufen, vor allem das

Turnen. Aber ist denn nicht eine Turnübung von ganz souveräner Bedeutung gerade das Schwimmen? Und was war denn im alten Griechenland jenes regelmäßige Baden der männlichen und weiblichen Jugend nach Leibesübungen aller Art anderes, als das, was wir wollen: ein regelmäßiges Klassenbaden? Ein leuchtendes Beispiel haben die alten Griechen für alle Zeiten gegeben in ihrer einfachen und doch so vorzüglichen Art, gleicherweise für die körperliche wie geistige Entwicklung des jungen Geschlechts zu sorgen! Und wenn die Klassenbäder zu wirklich regelmäßiger Ausführung gelangen, dann wird alsbald so manches Vorurteil in sein Nichts zerfallen, und die Eltern werden sich dann auch in jeder Hinsicht beruhigt halten, denn so erst kann die notwendige Aufsicht untadelhaft geführt werden, und die Kinder werden nach Zeit und Art des Badens sich an die vernünftigerweise aufgestellten Regeln halten müssen, ohne daß sie deshalb von ihrer Freude und ihrer goldenen Jugendlust auch nur das Mindeste zu opfern hätten, im Gegenteil, sie werden es gerne thun, weil sie die Vernünftigkeit des Geforderten bald an sich selber spüren werden; die Lehrer aber werden sich für ihre bei der Badeaufsicht gespendete Beihilfe durch die Freude an einer gesünderen und damit geistig regeren Schuljugend reichlich belohnt sehen. — Und noch eins: Denkt an die ärmeren Kinder! Gerade sie werden durch regelmäßiges Klassenbaden zu ihrem unverkümmerten Rechte kommen, einem Rechte, das ihnen im anderen Falle wohl meist ein verschlossenes Paradies bleiben müßte! —

2. Das Wannenbad.

In Beziehung auf seine hygieinische Bedeutung, seine Dauer und Temperatur verweise ich darauf, was ich im zweiten Kapitel bei der Einteilung der Bäder gesagt habe; für die dort niedergelegten Auseinandersetzungen bildet gerade das Wannenbad so recht das Prototyp. — Wir haben hier eine Badeform, die zu den am meisten angewendeten und wohl auch zu den ältesten gehört. Die dazu verwandten Räume sollen trocken und gut ventiliert sein, und eine stetige Temperatur von 16° R aufweisen; Souterrainräume können demnach hiezu nur in solchen Badehäusern benützt werden, die vermöge ihrer ununterbrochenen Durchwärmung Jahr aus Jahr ein nur warme Wände haben, da bei nur gelegentlicher Erwärmung die Wände durch die Kälteausstrahlung stets schädlich wirken müssen. — Nach dem Bade benütze man stets eine gründliche Dusche, da man sonst — der einzige Nachteil, der dem Wannenbad anhaftet — doch immer ein mehr weniger stark verunreinigtes Wasser verläßt, die Haut also schließlich doch nicht durchaus gereinigt sein kann. —

3. Das Heißluft- und Dampfbad.

Wir haben in unsrer Anstalt diese beiden Badeformen sowohl auf der Frauen-, als auf der Männerabteilung in einer Weise hergestellt, wie sie nur die größten Badeanstalten zu bieten vermögen, und ich halte es deshalb für notwendig, ihnen eine nähere Beschreibung, namentlich in Hinsicht auf ihre physiologische Wirkung zu widmen. — In beiden Badeformen empfängt unser Körper (dem andern Bade gegenüber) eine bedeutende Wärmemenge, wodurch eine nachträgliche Abkühlung absolut notwendig wird; beide Formen werden demnach, jede nach ihrer Art, mächtig auf unsern Stoffwechsel und unsere Wetterfestigkeit einzuwirken im stande sein. — Wir unterscheiden:

a. Das Heißluftbad. (Römisch-türkisches Bad.)

Es ist ein trockenes Luftbad, dessen Temperatur, namentlich wo 2 relativ heißere Abteilungen bestehen, sich zwischen 50—55° C (40—44° R) mit 30 % Feuchtigkeit einerseits, und 60—65° C (48—52° R) mit nur 20 % Feuchtigkeit andrerseits bewegt. (Die gewöhnliche äußere Luft besitzt im Durchschnitt einen relativen Feuchtigkeitsgrad von ca. 80 %.) Sie übertrifft also unsere Körperwärme um ein Bedeutendes. Nun haben wir aber gesehen, daß die Luft an sich ein schlechter Wärmeleiter ist, also eine äußerst geringe Fähigkeit besitzt,

Wärme aufzunehmen und an andere Körper abzugeben, und zwar je trockener die Luft ist, um so weniger; wie soll nun hier behufs der Regulierung unsrer Körperwärme ein Wärmeverlust stattfinden können, hier, wo der Leib statt der Möglichkeit, Wärme durch Leitung und Ausstrahlung abzugeben, vielmehr Wärme empfängt? Es bleibt nur ein Ausweg übrig, nämlich der, durch reichliche Schweißabsonderung, die um so kräftiger geschieht, je trockener die umgebende Luft ist, ergiebigste Verdampfung für unsre Haut zu bewerkstelligen und damit jenen Grad von Kälteerzeugung herbeizuführen, der eben die notwendige Wärmeregulierung zu schaffen hat. Bei dieser Form wird die ergiebigste Schweißabsonderung erzielt, was besonders hervorzuheben ist, da gewöhnlich die irrige Annahme besteht, als ob dies im Dampfbad geschähe: dort wird der auf der Haut niedergeschlagene Dampf mit der Schweißproduktion verwechselt. —

Nun also die Technik selbst: Zuerst begiebt man sich in den als Warmluftbad bezeichneten Raum; nachdem man Platz genommen, reibt man sich mit einem Frottierhandschuh sanft die Haut, um die Hautsekretion sofort lebhaft zu gestalten. Etwas kaltes Wasser, ab und zu schluckweise genommen, trägt sehr zum leichteren Schwitzen bei. Ein Aufenthalt von 20, höchstens 30 Minuten genügt hier vollkommen; nun begiebt man sich in die daneben liegende zweite Abteilung, mit der Bezeichnung: Heißluftbad, wo man indes nur 10, höchstens 15 Minuten zu verweilen hat, um sich unmittelbar von da in den Massage- und Abseifesaal zu verfügen; hier wird auf einer großen und bequemen Holzbank eine gründliche Abseifung mit lauer Abspülung durch das hiezu aufgestellte Badepersonal vorgenommen, um vollends eine absolute Reinigung des Leibes zu erzielen. Zugleich aber wird eine zweckmäßige Massage der Gliedmaßen vorgenommen, welch letztere in methodischem Streichen, Kneten und passiven Bewegungen mannigfachster Art besteht, Proceduren, die wohl in ausgiebiger Weise, nie aber zu stark oder gar roh gemacht werden dürfen. — Die nun folgenden Maßnahmen sind die gleichen, wie nach dem Dampfbad, sollen daher dort noch weiter erörtert werden.

b. Das Dampfbad (auch russisches Bad genannt).

Dieses ist ein feuchtes Luftbad, dessen Temperatur 50° C (40° R) nicht übersteigen darf. Der Feuchtigkeitsgrad beträgt ungefähr 80%. Größerer Prozentsatz, oder gar völlige Sättigung mit Wasserdämpfen, ist absolut fehlerhaft; denn auch hier kann unsre Haut weder durch Leitung noch Ausstrahlung Wärme abgeben, anderseits aber kann sie auch nur wenig Wasser durch Verdampfung absetzen, da das Dampfbad selbst ja schon reichlich Wasserdampf besitzt. Hätten wir nun gar ein Uebermaß davon, so fände der Körper vollends keinen Ausweg mehr für Abgabe seiner überflüssigen Wärme, und die Körpertemperatur stiege zu rasch; es ist also empfehlenswerter, 80% Feuchtigkeit nicht zu überschreiten, der Uebergang danach in reine Luft wird dann erst recht zur Wohlthat. — Nun also: Die Wasserdämpfe schlagen sich auf der kühleren Haut nieder, kondensieren sich, und fließen vermischt mit dem hervorbrechenden Schweiße von ihrer Oberfläche ab. Diese Kondensation selbst entwickelt ebenfalls Wärme, und so wird unser Leib in diesem Bade bedeutend mehr erwärmt als im römischen, bedarf daher hinterher einer weit energischeren Abkühlung, als dort, was eben gerade dem Endzwecke besonders entspricht. —

Die Technik stellt sich folgendermaßen: Auf schönen, überaus leicht rein zu haltenden Marmorbänken nimmt man in sitzender oder auch halb liegender Stellung im Dampfbad Platz, um eine gleichmäßige Erwärmung einzuleiten. Meist genügt ein Zeitraum von 10—15 Minuten, um reichlichen Schweiß zu erzeugen, doch kann der Badende auch noch länger hier verweilen, oder auch, wenn er Lust hat, noch weiterhin in das daneben sich anschließende Heißdampfbad sich begeben, jedenfalls aber soll er sich in beiden Abteilungen oder auch nur in einer Abteilung nicht länger aufhalten, als sein völliges Behagen im Baderaum dies gestattet. Bereitstehende laue Fußbäder, ab und zu dazwischen genommen, können außerordentlich vom Kopfe ableiten und die ganze Sache zu einer solchen von längerer Dauer mit gestalten helfen. —

Und nun verfügt man sich wie nach dem Heißluftbad in den Massage- und Abseiferaum, um sich hier den gleichen Prozeduren zu unterwerfen, die oben ihre Beschreibung fanden. — Von jetzt ab bleiben sich die weitern Maßnahmen für Heißluft und Dampfbad gleich. Nachdem man sich nach jenem nur wenig, nach diesem aber kräftig lau geduschet hat, begiebt man sich ins Warmbadbassin (26—28° R), in dem man sich ½—1 Minute unter mehrmaligem Untertauchen des Kopfes aufzuhalten hat; hierauf kommen die reichlichen und luxuriösen Duschen, namentlich die auf 10—15° C (8—12° R) oder etwas mehr gestellten Kreisduschen, Kapellenduschen 2c., wobei, wie schon mehrfach betont, der Kopf geschont und vielleicht durch eine übergebreitete Hand besonders geschützt werden soll, und zum Schluß stürzt man sich noch auf wenige Augenblicke ins Kaltbassin (10—12° R), um nun von dem Badewärter sofort in Empfang genommen und gründlich und sorgfältig abgetrocknet zu werden. Sanft und vorsichtig ist dabei der ganze Körper, in ein großes Leintuch pünktlich geschlagen, vornehmlich aber Brust und Unterleib abzustreichen und so trocken zu stellen. — Noch extra in eine Decke leicht gehüllt, damit die Haut nicht mehr schwitze, ruht nun der Badegast auf bequemem Lager aus, und ist ihm sehr zu empfehlen, jetzt irgend etwas zu sich zu nehmen, wie etwa eine Tasse Caffé, Fleischbrühe oder dgl. — Vielfach hört man noch von einem halben Heißluft-Bade und vom halben Dampfbad; beides sind nur Gradunterschiede der vorigen und eignen sich in ihrer kürzeren Dauer und weniger eingreifenden Einwirkungsform namentlich dann, wenn sie öfters genossen werden wollen, sowie wenn wenig mit diesen Badeformen Vertraute sie erst kennen zu lernen haben. Speziell aber sind die halben Heißluft-Bäder für junge Damen außerordentlich empfehlenswert und sollen gerade neben dem Schwimmbad, gewissermaßen als sehr wichtige Abwechselung zwischen diese hinein, regelmäßig von ihnen genossen werden.

Unterschied zwischen dem Heißluftbad und dem Dampfbad.

Die Wahl kann dem Gesunden im allgemeinen als eine Sache des Geschmackes überlassen werden, doch sind sie in ihrer Wirkung auf den Gesamtorganismus nicht wenig verschieden. — Das Heißluft-Bad entzieht dem Körper mehr Flüssigkeit: 500—1000 Gramm (½—1 Liter), also die Menge, die die Haut sonst in 24 Stunden zu leisten hat, das Dampfbad (nach etwa ½ Stunde) nur 200—300 Gramm, dagegen übt dieses einen kräftigeren Einfluß auf den Stoffwechsel aus und während die Umsatzprodukte beim Heißluft-Bade auf das Doppelte gegen die Norm berechnet werden können, steigen sie beim Dampfbad bis aufs Dreifache. Dr. Holm faßt ihre Wirkung dahin zusammen: „Beide Badeformen sind demnach da angebracht, wo man den Stoffwechsel erhöhen will, also bei Rheumatismus, Gicht, Korpulenz 2c. Gilt es, die Circulation zu beschleunigen, die Ausscheidung oder Zerteilung von Entzündungsprodukten, von Ablagerungen in den Gliedern zu fördern, oder wie bei der Korpulenz, bei Erkältungen die Schweißabsonderung in erhöhte Thätigkeit zu bringen, da ist das Heißluftbad an seinem Platz. Das Dampfbad paßt besser, wenn man den Umsatz der festen, stickstoffhaltigen Körper beschleunigen will, also bei Ueberladung des Organismus mit solchen, z. B. beim Podagra und beim Rheumatismus vollblütiger Individuen. Krankheiten des Herzens, der Blutgefäße und der Lungen verbieten sowohl das Heißluft- wie das Dampfbad." — Jedenfalls aber haben beide das gemein, daß sie als Endresultat: Abhärtung des Körpers gegen alle Unbilden der Witterung gewährleisten. — In der Regel nimmt man diese Bäder wöchentlich einmal, die sog. halben wöchentlich 2mal als abhärtende und reinigende Badeform, die namentlich in letzterer Eigenschaft von keinem anderen Bade übertroffen werden. — Uebrigens versteht es sich von selbst, daß in der wöchentlichen Zahl speziell der Dampfbäder (doch auch der Heißluftbäder) der jeweiligen ärztlichen Verordnung keinerlei Schranken gezogen werden dürfen oder wollen, sowie auch, daß Gewohnheitsbader ebenfalls häufiger Dampfbäder nehmen können, doch mögen sich diese dabei zum Grundsatz machen, sie in solchem Falle nur von sehr kurzer Dauer anzuwenden.

Zusammenstellung beider Badeformen.

Nachdem wir nun so die Eigenart der Heißluftbäder einerseits und der Dampfbäder andrerseits genau definiert und festgestellt haben, was durchaus nötig war, weil die Badegäste selbst die Wirkungsweise jeder von diesen beiden Arten für sich eingehend kennen lernen und wissen sollen, sowie, weil viele derselben laut ärztlicher Verordnung je nach der Natur ihrer Konstitution oder aus irgend welchen pathologischen Gründen nur die eine oder die andere Form benützen dürfen, so erübrigt nur noch der besondere Hinweis darauf, daß natürlich auch beide Badeformen mit einander kombiniert werden können, und wirklich auch gerne hinter einander genommen werden, wobei jedoch die Heißluftbäder stets den Anfang zu machen haben, weil ja durch sie die Haut sofort am nachhaltigsten in Thätigkeit gesetzt wird. — Bei dieser Kombination ist nun der Weg durch die einzelnen Räume folgender: Nachdem man sich in den für diese Badeformen dienenden Kabinen entkleidet, begiebt man sich zuerst in das Warmluft- bezw. Heißluftbad, dann in den Massage- und Abseiferaum und von hier direkt ins Dampfbad, bezw. noch Heißdampfbad. Kurz vor dem Verlassen desselben wird man noch mit einer im Raume angebrachten halblauen Dusche gründlich abgespült, und nun steigt man, außerordentlich erquickt, ins Warmbadbassin und macht von jetzt ab vollends alle die Prozeduren durch, die wir im früheren schon nach dem Warmbadbassin angegeben und geschildert haben. Als Schluß kommt demnach noch eine gute und gründliche Ruhe auf dem Ruhebette. Für die Badenden erster Klasse wird indes bei uns noch der große

Komfort geboten, daß für sie ein besonderer, überaus schöner und umfangreicher Ruheraum zur Verfügung steht, so daß also bei dieser Klasse Auskleideraum und Ruheraum streng geschieden sind, um eine vollkommene Ruhe zu erzielen, bei der somit jede anderweitige Störung durchaus unmöglich gemacht wird.

Diese Art der Benützung beider Formen, neben und mit einander, ist durchgehends die gewöhnliche; der einzuschlagende Weg mußte also besonders beschrieben werden. Uebrigens kann man bei dieser Gelegenheit nicht genug davor warnen, daß nicht Einzelne planlos von einer Form zur andern übergehen, oder aus einem Bade ins andere laufen, um gar die einzelnen Prozeduren mehrmals zu wiederholen; es ist das eine Unsitte, die eigentlich als Unfug bezeichnet werden müßte, da der betreffende Badegast in solchem Falle sich selbst mindestens um den besten Nutzen bringt.

Besonders möchte ich auch hier noch hervorheben, wie dies bei den Dampfbädern speziell geschah, daß gewiegte Bader selbst diese kombinierten Badeformen auch öfters in der Woche durchmachen können, doch unter denselben Voraussetzungen und Kautelen, von denen dort die Rede war.

4. Massage.

Von ihr mußte schon bei den Heißluft- und Dampfbädern die Rede sein, wobei sie einen integrierenden Bestandteil der geschilderten Prozeduren ausmacht. — Von dem hiezu berufenen, geübten Badepersonal wird die Massage, aber auch in Verbindung mit jeder anderen Badeform, oder auch ganz für sich, ausgeübt, unterliegt aber jeweils den speziellen Weisungen der Aerzte, die den Badegast zu uns senden.

5. Das Sonnenbad.

Es ist eine in neuerer Zeit unbestrittene Thatsache, daß die direkte Bestrahlung durch die Sonne und die unmittelbare Einwirkung der Sonnenwärme im windgeschützten Raume auf viele Formen von Gicht, Rheumatismus 2c. noch günstig eingewirkt hat, wo andere Maßnahmen im Stiche gelassen hatten; obschon mit den einfachen Heißluftbädern in vielen Beziehungen kongruent, scheint doch die direkte Sonnenwärme einen noch intensivern, und dabei doch ungemein milden, wenig angreifenden Stoffwechsel einzuleiten. Kopf und Füße sind durch leichte Umhüllgungen speziell zu schützen. — Abkühlende Duschen sind natürlich auch hier zum Schlusse nötig.

6. Medizinalbäder.

Da diese vollends nur auf ärztliche Vorschrift abgegeben, also im allgemeinen nicht jedem freigestellt werden können, vielfach auch ins Gebiet spezieller therapeutischer Absichten gehören, so habe ich hier nur eine allgemeine Aufzählung dessen zu geben, was gereicht werden kann, wobei weitergehenden ärztlichen Wünschen jederzeit volle Berücksichtigung, so weit nur möglich, wiederfahren soll. — Hierher gehören: Soolbäder, künstliche kohlensaure Bäder, Soolbäder mit Kohlensäure imprägniert, Schwefelbäder, Moorbäder, Sublimatbäder, Kräuterbäder jeder beliebigen Art, Malzbäder, Fichtennadelbäder u. s. f. — Die Soolbäder werden stets nach der gewünschten Gradstärke mit dem Halometer pünktlich bestimmt und soll das Personal auch ohne spezielle Aufforderung jedesmal die Messung genau vor den Augen des Badegastes vornehmen. —

7. Die Kaltwasserkur.

a. Einleitung.

Ich möchte hier gleich von vornherein allem und jedem Mißverständnis entgegentreten. Da in und mit diesen speciellen Badeformen von jeher so außerordentlich viel Mißbrauch getrieben wurde und noch getrieben wird, so ist es begreiflich, daß sich gerade bei den denkendsten und wohlmeinendsten Aerzten ein gewisses Mißtrauen herausgebildet hat sowohl gegen die Sache an sich, als namentlich auch gegen Anstalten, die diesen Zwecken ihre berechtigte Hilfe angedeihen lassen wollen. — Nun hat aber die neure Zeit den entschiedenen

Trieb, und er ist bei verständigen Zielen und Bestrebungen nur durchaus zu loben, die Kaltwasserkur gegen alle möglichen Leiden und in der mannigfachsten Weise wieder weit mehr zu benutzen, als es eine Zeit lang geschah, und es ist nicht zu leugnen, daß die Kaltwasserkur in der Hand des Arztes durch die große Kombinationsmöglichkeit und durch die bedeutende Spezialisirung für jeden individuellen Fall ein ausgedehntes Feld der Einwirkung bietet und besitzt, aber sie soll auch nur der Auswahl des Arztes überlassen und unterstellt sein, und gegenüber den vielen rohen und plumpen Anwendungen, die ja vielleicht an sich ganz gut gemeint sind, auf rein wissenschaftlicher Grundlage basiert bleiben, wie sie schon längst in dem klassischen Werke von Prof. Winternitz über Hydrotherapie vertreten ist, außerdem weise ich noch besonders auf den Wert des nur für genannte Zwecke geschulten Dienstpersonals hin gegenüber der Selbstbedienung, die wir nie dulden werden, da gerade sie es ist, die so oft den hohen hygieinischen Wert der einzelnen Prozeduren gerade zu vernichtet und in Mißkredit bringt. — Wenn ich mich nun aber doch nicht bloß auf eine einfache Aufzählung der einzelnen Formen beschränke, so geschieht dies nur deswegen, weil das gebildete Publikum — und von diesem kann ja hier überhaupt nur die Rede sein — ein Recht darauf hat, zu erfahren, was in diesem Rahmen alles geboten werden kann, und wie es sich die Wirkung der Einzelprozeduren vorzustellen hat.

b. Die Dusche in jeder Form.

1731 zuerst von Le Drau angegeben, sind die Duschen entweder ganz für sich anwendbar, namentlich gegen örtliche Uebel, oder in Kombination mit andern Bädern. Sie bezwecken, entweder eine abkühlende oder eine hautreizende Wirkung hervorzurufen, letzteres dadurch, daß das Wasser fein verteilt mit einen gewissen Druck durch Oeffnungen gepreßt wird. Druck und Größe des auffallenden Strahles kann nun in der verschiedensten Weise kombiniert werden, und richtet sich dies genau danach, je nachdem die Summe der Flächeninhalte der Einzelnöffnungen größer oder kleiner ist, als der Durchmesser des zuführenden Rohres. Danach gruppieren sie sich in: die sanften Regenduschen, die Strahlduschen, Zirkel-, Kapellen-, Stachelduschen u. a. m. — In Frankreich sind die Einzelformen zur wahren Spielerei geworden.

c. Uebergießungen einzelner Körperteile.

Sie haben den vorigen gegenüber hauptsächlich den Zweck einer eigentümlich erschütternden Wirkung, namentlich auf tiefgelegene Organe. Hierher gehören (bei mittlerem Wasserdruck) die Begießungen 1. des Nackens, 2. des Rückens, 3. des Unterleibs, 4. der Kniee, 5. der Hinterbacken speziell des nerv. ischiad.

d. Halbbäder mit Ueberguß und Abreibungen im Wasser.

Das Halbbad ist eine der häufigsten Prozeduren des Wasserheilverfahrens. Die Wanne ist hier nur halb gefüllt, etwa nur 20 cm Höhe des Wassers. — Gegenüber dem Vollbad hat das Halbbad die Bedeutung, daß der Körper in ihm noch ausgiebig mechanisch bearbeitet, überschüttet und begossen werden kann. Ferner gelingt unter dem geringen Wasserdruck die Erweiterung der Hautgefäße viel leichter, als im Vollbad. — Außerdem ist eine gewisse Badgymnastik anwendbar, wobei z. B. ein Wellenbad en miniature erzeugt werden kann. — Die Bestimmung der Temperatur, die sich zwischen 25 und 18° R bewegt, ist dem Arzte zu überlassen; im Mittel beträgt sie ja demnach 22° R (27,5° C), doch hat die Erfahrung gelehrt, daß es sich oft empfiehlt, mit 25° R zu beginnen, um im Verlauf einer Kur bis auf 18° R zurückgehen zu können.

e. Sitzbäder, namentl. solche mit konstantem Zu- und Abfluß.

Die Sitzbäder sind eine spezielle Kategorie der sogen. Teilbäder, wohin auch das Hinterhauptbad, Ellenbogen-, Hand- und Fußbad gerechnet werden; letztere gehören ins Haus, sollen also hier nur erwähnt werden. — Eine Hauptbedingung für Sitzbäder sind möglichst bequeme Sitzbadewannen, welche die Biegung des Unterschenkels gegen den Oberschenkel und dieses gegen das Becken nur so weit zulassen, daß dadurch keine Strömungshindernisse entstehen können. Die Wasserhöhe befindet sich in der Mitte zwischen Nabel und Schambeinfuge. — Die Wirkung ist vornehmlich eine vasomotorische, da die Bauchgefäße der wichtigste Faktor zur Regelung des Blutdruckes sind. Man unterscheidet: kalte, kühle und warme Sitzbäder je nach beabsichtigter Wirkung. Doch ist bei allen am wichtigsten die Bestimmung der Dauer. —

Kaltes Sitzbad. Temperatur des Quell- oder Leitungswassers. Wenn von kurzer Dauer, namentlich ein Schlafmittel für geistig Ueberarbeitete. Mit darauffolgender nasser Wasserfrottage des Unterleibs ein souveränes Mittel bei erschöpfenden Diarrhöen. —

Kühles Sitzbad: 15° R (20° C) ist wesentlich ein Tonikum für Heruntergekommene. Dauer 5—10 Minuten, meist mit einer kalten Dammdusche abgeschlossen. Warmes Sitzbad: vorwiegend von mild entzündungswidriger und von krampfstillender Wirkung. (Kolik, Blasenkatarrhe, Menstruationsanomalien 2c.) Bei Temperaturen nahe der Körperwärme Dauer bis zu einer Stunde, bei hohen Temperaturen nie länger als 20 Minuten.

In neuester Zeit hat man Sitzbäder mit konstantem Zu- und Abfluß konstruiert, bei ihnen muß vor allem der vasomotorische Einfluß ein bedeutend gesteigerter werden (neben größter Reinlichkeit).

f. Nasse Umschläge, Wicklungen, Einpackungen.

Bei den Umschlägen unterscheiden wir: abkühlende und erwärmende Umschläge; während die ersteren Innervation und Cirkulation herabsetzen, beschleunigen die letzteren die gesamten Vegetationsvorgänge (alle örtlichen Prozesse, die auf Kongestion und Entzündung beruhen, einerseits; Schwund

und Atrophie andrerseits). Nach dem Orte der Applikation unterscheidet man: Kopfumschläge, Hals-, Brust- und Rückenumschläge, Leibbinden (sog. Neptunsgürtel), Hämorrhoidalbinden, Wadenbinden und Longettenverband.

Die feuchten Einpackungen, gewöhnlich als „Wickel" bezeichnet, sind wohl die populärsten, und sind entweder Ganz- oder Teilpackungen. Nicht dringend genug ist einzuschärfen, daß zu den ganzen Einpackungen kaltes Wasser genommen wird, da „abgeschrecktes" nur mangelhafte Reaktion hervorruft und damit Störungen aller Art nach sich zieht. Bei Teilpackungen stellt sich die Sache anders: hier werden vielfach gleich von Anfang an Warmwasserpackungen gemacht. Ebenso möchte ich noch besonders hervorheben, daß bei Menschen, die leicht frieren, einerseits um sie zu schonen, andrerseits um eine sichere Wirkung zu erzielen, häufig unmittelbar vor der kalten Wickel auf einige Augenblicke der Dampfkasten angewendet wird. Bezüglich ihrer Wirkung (je nach Anwendungsweise) unterscheiden wir: Wärme entziehende, erregende und Wärme stauende.

g. Dampfkastenbäder mit nachherigen Duschen.

Sie bedürfen aufmerksamer Bedienung und Kontrole. Ueberall, wo der Kopf des Badenden aus den verschiedensten Gründen außerhalb der Dampfentwicklung bleiben soll, findet diese Badeform ihre Indikation. Der schonungsbedürftige Kopf bleibt frei und kann durch kalte Umschläge angenehm und wirksam abgekühlt werden. Die Temperatur soll nicht über 40° R gehen; die Dauer derselben richtet sich wesentlich je nach dem Zwecke. Wo das Dampfkastenbad eine vorbereitende Maßnahme sein soll für kalte Anwendungen, genügen 5, höchstens 10 Minuten, wo es aber Selbstzweck ist, beträgt seine Dauer mindestens 15 und höchstens 25 Minuten. Abgeschlossen wird es stets mit einer abkühlenden Prozedur, am besten durch eine sanfte Regenbrause. Besonders hervorheben möchte ich noch, daß ein kurzes Dampfkastenbad sogar bei Herzleidenden sehr dienlich sein kann. Man verordne es ohne Bedenken, wenn es mit kalten Kopfumschlägen und nur unter sehr allmählicher Temperatursteigerung verabreicht wird. Mehr als 3 Dampfkastenbäder wöchentlich zu geben, ist absolut zu widerraten. (Die Dampfkästen sind übrigens auch als Heißluftkastenbäder zu benützen, und werden eben als Unterart der römischen Bäder zu gelten haben.

Eng anschließend an diese sind

h. Die Bettschwitzbäder

in verschiedenster Konstruktion, mit Dampfapplikation, namentlich wo der Badegast in liegender Stellung seine Prozedur zu machen hat, **und**

i. Die partiellen Dampfbäder für einzelne Körperteile.

Hiezu sind kleinere Dampfkästen gefertigt, in der Form jeweilig sich dem zu behandelnden Gliede anpassend. Beide letzten Arten unterstellen sich in jeder Hinsicht dem unter Ziffer g Gesagten.

Damit wäre ich mit meinen Auseinandersetzungen zu Ende und ich hoffe, einen populär verständlichen Leitfaden dahin gegeben zu haben, daß unsre Anstalt wirklich reichen Segen stiften kann, und gegen alle möglichen Vorurteile, aber auch Vorwürfe bewahrt bleibe, die Mißbrauch, Uebereifer und Mißverständnis zusammen verschuldet haben. —

Doch sei es noch erlaubt, ein paar Worte hinzuzufügen als Empfehlung für das uns so wichtige

Hundebad.

Wer ein rechter Menschenfreund ist, wird auch der Tierwelt wohlgesinnt sein, und sollten wir nicht unser Wohlwollen besonders dem treuen Gefährten des Menschen, dem Hunde entgegenbringen? Beständig in der Familie verkehrend, sollte er doch vor allem peinlich rein gehalten werden, sonst kann er wirklich ein Uebel für seinen Herrn abgeben; das körperliche Reinsein des Tieres hat also für die Familie eine wirkliche hygieinische Bedeutung, und so haben wir besondere Bäder für die Hunde bereitet; und nicht nur, daß sie gründlichst geseift, gereinigt und geschoren werden, genießen sie nach der ersten Reinigung noch ein Extrabewegungsschwimmbad, um schließlich in Decken gepackt in eigenen Warmställen gut getrocknet zu werden und zu ruhen. — Und so glaube ich, daß es unsrer Anstalt nur zur Zierde gereichen kann, wenn wir in ihr neben dem Menschen auch noch an den Hund, das bei uns mit Recht beliebteste Tier, gedacht und für ihn gesorgt haben. —

Stuttgart, im Oktober 1893.

MIX
Papier | Fördert gute Waldnutzung
FSC® C083411

Zeitfracht Medien GmbH
Ferdinand-Jühlke-Straße 7
99095 Erfurt, Deutschland
produktsicherheit@kolibri360.de